DE L'OPÉRATION

DE LA

HERNIE ÉTRANGLÉE

SANS OUVERTURE DU SAC

PAR

Auguste COLSON,

Docteur en médecine de la Faculté de Paris,

Elève des hôpitaux de Paris.

PARIS

LIBRAIRIE ADRIEN DELAHAYE

PLACE DE L'ÉCOLE-DE-MÉDECINE

1874

DE L'OPÉRATION

DE

LA HERNIE ÉTRANGLÉE

SANS OUVERTURE DU SAC

DE L'OPÉRATION

DE LA

HERNIE ÉTRANGLÉE

SANS OUVERTURE DU SAC

PAR

Auguste COLSON,

Docteur en médecine de la Faculté de Paris,
Elève des hôpitaux de Paris.

PARIS
LIBRAIRIE ADRIEN DELAHAYE
PLACE DE L'ÉCOLE-DE-MÉDECINE

1874

DE L'OPÉRATION

DE

LA HERNIE ÉTRANGLÉE

SANS OUVERTURE DU SAC

AVANT-PROPOS.

Mon père, le Dr E. Colson de Beauvais, m'a fourni pour ce travail plusieurs observations d'opérations pratiquées par lui postérieurement à la publication de son mémoire sur l'opération de la hernie étranglée sans ouverture du sac (*Archives de médecine* 1863 VIe série, t. Ier) en m'engageant à prendre ce sujet pour thèse. J'ai cru ne pouvoir mieux faire que de suivre son conseil.

Je me suis aussi trouvé encouragé dans cette voie par les paroles de M. le professeur Gosselin qui, dans ses leçons sur les hernies, loin de rejeter la méthode de J. L. Petit, dit l'avoir employée lui-même deux fois, sans succès, il est vrai; mais il reconnaît qu'il a eu affaire à deux mauvais cas et il ne voudrait pas juger de la méthode d'après eux; car, ajoute-t-il, le procédé opératoire si bon qu'il soit, ne peut modifier les inconvénients et les dangers d'un étranglement trop ancien.

M. Gosselin apprécie d'ailleurs les avantages de cette

méthode; il a constaté que le procédé opératoire n'est pas difficile, mais il lui semble que cette opération ne s'appuie pas sur un nombre de faits assez important pour que sa valeur soit démontrée par l'expérience clinique, et il attend des faits plus concluants.

Je suis heureux de pouvoir grossir ce nombre en ajoutant plusieurs observations à celles qui sont déjà publiées. Elles contribueront, je l'espère, à engager les chirurgiens à se rallier de plus en plus à la méthode de J. L. Petit qui, dans certains cas, offre de si grands avantages.

Avant d'entrer en matière, qu'il nous soit permis de remercier MM. Bourgeois, médecin-adjoint de l'hôpital de Beauvais; Alphonse Guérin, chirurgien des hôpitaux, et notre ami Hutinel, interne distingué des hôpitaux, pour les observations intéressantes qu'ils nous ont communiquées.

CHAPITRE Ier.

DÉFINITION.

L'étranglement intestinal résulte de la constriction de l'intestin hernié par les ouvertures naturelles ou accidentelles qui lui donnent passage.

CHAPITRE II.

AGENTS DE L'ÉTRANGLEMENT DANS LES HERNIES INTESTINALES. HISTORIQUE.

A l'époque de J. L. Petit, on croyait que l'étranglement était toujours formé par les anneaux fibreux, et conformant sa pratique à cette croyance, ce chirurgien conseillait d'opérer les hernies sans ouvrir le sac. Voici le procédé qu'il conseille :

« Lorsqu'on a découvert le sac herniaire, on le dégarnit jusqu'à l'anneau des graisses et des membranes qui le couvrent, on prend une sonde plate, courbée par son bout et cannelée dans son milieu, on l'insinue entre l'anneau et le sac, on passe la pointe du bistouri dans sa cannelure pour couper de l'anneau ce qui se trouve engagé sur le bout de cette sonde. Par ce moyen, le sac reste entier et l'anneau devenu moins serré, les parties renfermées dans la hernie sont moins à la gêne, et l'on peut les faire rentrer en les poussant avec douceur. »

Telle est la méthode que cet illustre chirurgien enseignait 30 ans avant d'avoir rien écrit sur cette matière. Garengeot, son élève, qui recueillait avec soin toutes les observations et tous les préceptes nouveaux que Petit donnait dans ses leçons, fut le premier qui la fit connaître en 1720 dans la première, édition de son traité des opérations, mais il s'explique de manière à faire penser que J. L. Petit la donnait pour une méthode générale, aussi fut-elle bientôt censurée.

Dès l'année 1722, Mauchart, professeur à l'université de Tubingue, en fit la critique dans une dissertation sur l'étranglement des hernies. Il fonda la nécessité d'ouvrir le sac sur ce qu'il faut juger de l'état des parties contenues dans les hernies; sur ce que l'épiploon et l'intestin peuvent être altérés et que dans ce cas, il serait, dangereux de les réduire sans les découvrir; sur ce qu'il y a quelquefois dans le sac une assez grande quantité de liquide produit par l'inflammation, auquel il est nécessaire de donner issue; et sur ce que l'intestin et l'épiploon peuvent avoir contracté entre eux et avec les parties externes des adhérences qu'il est important de détruire avant la réduction.

Heister (institutiones chirurgicæ, page 761) adopta les mêmes raisons contre la méthode de J. L. Petit; et Sharp, habile chirurgien anglais, dans ses « Recherches critiques, » a ajouté depuis qu'en débridant l'anneau sans ouvrir le sac, il peut arriver que l'étranglement ayant cessé, les viscères rentrent tout à coup dans l'abdomen, et entraînent avec eux une portion gangrénée de l'épiploon ou de l'intestin; ou, que le sac herniaire soit tellement resserré qu'il exige absolument d'être débridé.

Cette mention de Sharp est la première qui puisse faire supposer qu'on avait eu l'idée de la rentrée des hernies en masse, et de l'étranglement par le collet du sac. Mais, dans le livre de Sharp, cette indication de l'étranglement par le collet du sac est vague, et paraît être une supposition plutôt qu'une véritable observation.

C'est Ledran dans ses « Observations cliniques, t. II, page 21 et 27 » en 1731 qui, le premier, fit connaître un fait authentique de ce genre d'étranglement.

Il dit que dans un de ses cas la hernie fut réduite avec quelque difficulté, mais que les symptômes continuant néanmoins, le malade mourut.

« Nous trouvâmes, dit-il, dans le ventre le sac herniaire qui avait trois pouces de longueur sur huit de circonférence, et dans ce sac était encore enfermée une demi-aune de l'intestin jejunum. Tenant le sac à pleine main, j'ai voulu en faire sortir l'intestin en le tirant par l'un des bouts, mais la chose me fut impossible tant l'entrée du sac était resserrée et je n'en vins à bout qu'en dilatant cette entrée avec des ciseaux. »

On trouve encore dans les notes de Lafaye sur Dionice un exemple de cette espèce de cas, ou du moins sur ce qui fut pris pour tel.

Plus tard, Louis dans « les Mémoires de l'Académie de chirurgie, t. IV » reprend tous ces arguments pour combattre la réduction de la hernie sans ouverture du sac.

Mais tous ces auteurs n'avaient point saisi les vues de J. L. Petit, et il s'en plaint lui-même en ces termes, dans une note insérée au discours préliminaire de son traité des maladies chirurgicales.

« Ces objections, dit-il, ne sont pas fondées sur ce que j'ai dit dans mes leçons publiques touchant cette manière d'opérer, mais sur ce qu'en ont écrit quelques auteurs qui m'ont cité et qui, pour ne m'avoir pas bien entendu, m'ont attribué et fait dire des choses que je n'ai point pensées.

« Qu'ils me permettent de revendiquer ma méthode et de m'expliquer plus clairement sur des faits qu'ils n'ont pas bien compris, ou que je n'ai pas assez éclaircis dans mes cours publics. Si j'avais prétendu que le débridement de l'anneau sans ouverture du sac fût une méthode générale, mes censeurs auraient raison dans certains points, mais ceux qui m'ont fait l'honneur d'assister à mes opérations savent, s'ils m'ont bien suivi, que je ne la pratique pas dans tous les cas.

« Je puis dire, au contraire, que je ne l'ai pas rendue aussi générale qu'elle peut l'être.

« Mon sentiment est donc, excepté les parties gangréneuses, celles qui sont marronnées, et quelques-unes de celles dans lesquelles l'intestin contient des corps étrangers, toutes les autres peuvent être traitées ainsi. Il y en a même qu'on ne doit pas traiter autrement. »

Comment concilier cette réfutation de J. L. Petit, à ceux qui détractaient son procédé avec cette assertion de Leblanc (précis de chirurgie tome Ier, page 75), qui prétend que J. L. Petit avait renoncé, dans les vingt dernières années de sa vie, à son procédé. « Je le tiens de lui, dit-il, et ce grand homme le disait à qui voulait l'entendre. »

N'y aurait-il pas eu confusion de la part de Leblanc, et ces paroles de J. L. Petit ne s'appliqueraient-elles pas plutôt à la réduction du sac après son ouverture, qu'on croyait à tort à cette époque un moyen d'empêcher les récidives. Ce qui tendrait à le faire penser, c'est que J. L. Petit, après avoir réduit les parties qui y étaient contenues, poussait le sac dans l'ouverture et appliquait dessous une pelote plus large que le diamètre de cette ouverture. La suppuration s'établissait et le sac, rassemblé en bloc vis-à-vis l'anneau, contractait des adhérences avec toutes les parties voisines et devenait une barrière que, selon lui, ni l'intestin ni l'épiploon ne pouvaient plus forcer. C'est probablement là la pratique à laquelle il avait renoncé, l'ayant reconnue inutile.

L'observation de Ledran n'avait pas, du reste, impressionné beaucoup de chirurgiens; et à l'exception de Sharp qui, en 1741, en avait aperçu toutes les conséquences, puisqu'il va jusqu'à dire que cette découverte avait ouvert un nouveau champ aux progrès de la chirurgie (recherches critiques sur l'état présent de la chirurgie, page 40) ; la plupart des auteurs ne l'admettent qu'avec beaucoup de réserve.

Louis lui-même, dans son travail sur les hernies publiées dans les mémoires de l'Académie (t.IV, 1768), n'y croit pas parce que, dit-il, il n'était pas possible que le sac, qui est adhérent par sa surface externe aux parties voisines, s'en détache ainsi pour aller se loger dans l'abdomen.

Pott (Traité des hernies, tome Ier, page 83), traduit en 1777, n'admet pas davantage la possibilité de faire rentrer le sac dans la cavité du ventre lorsqu'il a été au dehors pendant un temps considérable. « Je n'ai jamais rien vu, dit-il, soit sur le cadavre, soit sur le vivant, qui puisse faire supposer que cela est possible. On présente cette circonstance comme rare, ajoute-t-il, mais comme on ne peut ni la prévoir ni la prévenir, elle ajouterait considérablement aux dangers qui accompagnent les hernies, et, en supposant que nous eussions quelques signes clairs et indubitables par lesquels nous pourrions toujours connaître si ce cas a lieu, je ne verrais pas quels avantages nous pourrions retirer de cette découverte supposée, soit dans la réduction ordinaire d'une hernie intestinale avec la main, soit lorsque l'opération avec le bistouri est nécessaire, puisque si l'opération est bien faite, le sac herniaire sera divisé dans toute sa longueur. » Il ne nie pas, du reste, absolument, que l'étranglement causé par le sac seul soit un point ignoré. C'est même suivant lui une des principales raisons pour lesquelles les auteurs et les praticiens judicieux ont toujours conseillé de le diviser.

Il faut arriver à Scarpa, dont l'ouvrage a été traduit en 1812, pour acquérir des notions précises qui étaient restées vagues jusque-là sur l'étranglement par le collet du sac et par le sac lui-même, qui peut se rétrécir dans un point de sa longueur.

Dans les chapitres de 6 à 12 de son traité des hernies, il traite successivement des causes de l'étranglement, de l'état du sac herniaire qui prédispose à l'étranglement, du resserrement du col du sac herniaire, des rétrécissements qui se forment quelquefois dans le corps du sac herniaire, des signes de l'étranglement causés par le col du sac herniaire et de la manière de débrider le col du sac herniaire.

Les travaux de Cloquet et de Breschet, thèses de concours 1819, et les leçons de Dupuytren ont perfectionné les découvertes de Scarpa ; mais, il n'y ont ajouté que très-peu de chose.

Dupuytren a eu toutefois le mérite de vulgariser les idées émises par Scarpa ; c'est surtout lui qui a établi les conditions de la rentrée du sac herniaire en masse dans l'abdomen observée pour la première fois par Ledran, et dont la possibilité avait été niée par Louis et par Pott. Ce cas s'était présenté à lui six fois sur environ six cents hernies. Il avait opéré ces malades en allant chercher dans la fosse iliaque, après l'incision des parois abdominales, le sac rentré en masse, et, après l'avoir ramené au dehors, il avait levé l'étranglement.

C'est aussi lui qui, précisant davantage la proportion des étranglements par le collet du sac, que Scarpa avait regardé comme l'un des plus fréquents, avait estimé que cet étranglement s'élevait aux deux tiers des cas. Plus tard, Malgaigne, renchérissant sur son maître, ne voulut pas en admettre d'autres et prétendit que toutes les fois que les symptômes d'étranglement urvenaient sans être causés par la pression du collet du sac, ils étaient dus à une péritonite du sac herniaire.

C'était l'antipode de J. L. Petit. Cette opposition d'opinions entre les deux grands chirurgiens qui, à un siècle d'intervalle, ont exercé l'un et l'autre une influence prédominante sur leur époque et sur les générations médicales qui ont suivi, est très-remarquable.

Les progrès de la science auraient-ils eu pour résultat, en faisant mieux connaître les véritables causes d'étranglement, de faire rejeter une méthode bonne en elle-même et qui, en évitant d'ouvrir le péritoine dont l'inflammation est la grande cause de mort à la suite des opérations de la hernie étranglée, rendait de véritables services.

L'immense pratique de J. L. Petit, dont la bonne foi ne peut pas être mise en doute ; les observations de Garengeot; celles de Vaugelle, les trois observations rapportées par Ravaton, dans son ouvrage sur les plaies d'armes à feu, publié en 1750, et qui croyait avoir imaginé cette méthode ; les observations 202 et autres rapportées dans l'ouvrage d'Astley Cooper ; celles de Bonnet de Lyon, et enfin celles publiées par mon père dans les Archives en 1863, nous font croire qu'on a eu tort d'abandonner les tentatives de réduction après le premier temps de l'opération et après la levée des obstacles extérieurs au sac, et je vais m'efforcer, dans la suite de ce travail, de continuer à réhabiliter l'opération de la hernie étranglée sans ouverture du sac, en donnant de nouvelles observations et en distinguant, si c'est possible, les cas où cette méthode a chance de réussir.

Je n'ai pas l'intention de contester le résultat des observations de Dupuytren et de Malgaigne ; j'espère, au contraire, démontrer qu'un certain nombre de hernies étranglées par le collet du sac qui ont résisté au taxis médiat à travers les téguments, peuvent être réduites quand on a diminué la résistance par l'incision de l'anneau fibreux, ainsi que le reconnaît d'ailleurs M. le professeur Gosselin (Leçons sur les hernies, page 262).

CHAPITRE III.

DES DIFFÉRENTS ÉTATS DU COL CONSIDÉRÉS AU POINT DE VUE DE SA DILATABILITÉ

On s'est peut-être trop préoccupé de la question de savoir si c'est l'anneau fibreux ou le collet du sac qui étrangle la hernie. Il est évident que dans le plus grand nombre des cas, ces deux causes doivent y contribuer, qu'elles se fortifient l'une par l'autre et que souvent il doit arriver qu'après avoir diminué la résistance par l'incision des parties extérieures au sac, on peut avoir la chance de réussir quand les premières tentatives avaient été sans succès.

Cela aura lieu dans les cas où, comme dans l'observation 2 et 7 de mon père, le pédicule est très-serré dans l'anneau, parce qu'alors les parties fibreuses qui doublent le collet, ajoutent à sa résistance.

1° On rencontre des cas, comme dans les observations 1, 2, 8 et 9 de mon père, où il suffit d'inciser l'anneau fibreux pour que, presque sans effort, la réduction se produise. On peut dire alors que le plus grand obstacle provenait des anneaux, et même dans la première observation, le collet du sac devait très-peu y contribuer puisque immédiatement après avoir débridé largement l'anneau inguinal en coupant l'aponévrose du grand oblique, la partie supérieure de la tumeur prit aussitôt une grande expansion. Aussi la réduction s'est-elle opérée plus facilement que dans les autres cas.

2° Dans d'autres circonstances, au contraire, l'obstacle provient des changements survenus du côté du péritoine. Évidemment, si tout le pourtour de l'orifice est hypertrophié, fortement épaissi et induré, soit que ces changements proviennent d'une inflammation ancienne, soit qu'ils résultent, comme dans l'observation 14 de Cloquet, d'une simple transformation physiologique qui donne à l'ouverture un aspect blanchâtre et une texture absolument fibreuse dans tous les points de son étendue, la dilatation de cet orifice est impossible. La section des parties fibreuses extérieures au sac ne diminuera pas la difficulté, et il faudra, dans ces cas, terminer l'opération en découvrant l'intestin pour débrider à l'intérieur du sac.

Il en serait de même, comme dans le cas représenté planche IV, de Scarpa, s'il existait à l'ouverture, soit un tube, soit un simple rétrécissement circulaire sur lequel s'appliquaient étroitement les fibres du crémaster devenu épais, dur et uni à une couche de tissu cellulaire qui avait acquis également une telle consistance et épaisseur, que Scarpa eut beaucoup de peine à agrandir cette ouverture avec le dilatateur de Leblanc.

Toutefois si, comme dans la pl. IX de Scarpa, l'intestin n'était que pincé par une ouverture, quelque rétrécie et quelque dure qu'elle soit, on conçoit la possibilité à cause du peu de volume de la hernie qui ne comprend qu'une partie du diamètre de l'intestin, qu'il soit possible de la refouler et de faire cesser l'étranglement.

3° Il peut aussi exister des cas où le péritoine est encore épaissi, mais dans lesquels la rentrée de l'intestin peut s'effectuer néanmoins, soit que l'épaississement ne comprenne pas au même degré tout le pourtour du collet, soit que la couche celluleuse sous-péritonéale n'ait pas encore perdu toute son extensibilité, et que les rides que présente le collet puissent se disjoindre. Le taxis demande alors à être continué plus de temps, et dans l'observation 6 de mon père, qui offrait probablement un de ces cas, il a duré plus de dix minutes.

4° Dans les observations 3 et 5 de mon père, après avoir débridé l'anneau fibreux on apercevait, au-devant du pédicule de la tumeur, des fibres transversales entrecroisées en divers sens, qui doublaient le collet du sac et qui, malgré l'incision des anneaux, mettaient obstacle à la rentrée de l'intestin, qui n'est devenue possible qu'après le soulèvement et la déchirure de ces filaments à l'aide de la sonde cannelée.

Ces deux hernies étaient crurales.

Ces filaments peuvent également se rencontrer dans les hernies inguinales, ainsi que le prouve l'observation 211 d'Astley Cooper, où la constriction était causée par une bride fibreuse tendue en travers dans le trajet inguinal du sac, et où les deux anneaux étaient étrangers à l'étranglement.

On les trouve plus souvent à l'orifice interne du canal inguinal, mais alors elles appartiennent au fascia transversalis et au muscle transverse.

Les observations 209 et 210 d'Astley Cooper en sont des exemples; et dans l'observation 209, il a suffi d'en faire la section pour obtenir la rentrée de l'intestin.

Ces fibres ont été signalées pour la première fois par Cloquet (Thèse de concours, observation 17) et surtout bien étudiées par Bonnet de Lyon.) (*Gazette médicale* 1840.)

Elles passent transversalement au-devant du collet du sac; elles y sont tantôt réunies, ne formant qu'un seul cordon, tantôt isolées au nombre de six à huit, et alors, comme elles sont superficielles, il est facile d'en faire la section. Mais, d'autres fois, elles sont cachées par l'intestin qui se renfle dans leur intervalle et elles opposent jusqu'à la dernière, un obstacle invincible à la réduction. Astley Cooper les considère dans l'observation 218 comme une dépendance du fascia transversalis. Il s'agit d'une hernie crurale étranglée depuis plus de soixante-douze heures ; les fibres du ligament de Poupart ayant été divisées, on exerça une pression douce dans l'intention de faire rentrer les intestins, mais ces tentatives furent rendues inutiles par les fibres du fascia transversalis qui formaient une arcade au-dessous du ligament de Poupart. On les divisa et les intestins rentrèrent avec gargouillement. Le sac ne fut pas ouvert.

L'étranglement était dû à la même cause dans l'observation 10 du mémoire de Diday. M. Bonnet divisa la peau, les couches sous-cutanées et la lame aponévrotique qui prolonge en bas le ligament de Fallope; il introduisit sous celui-ci une sonde cannelée qui servit à le couper; le collet du sac parut alors à découvert, très-resserré, mais il le dilata peu à peu à mesure que les bandes fibreuses, qui le recouvraient, furent divisées; la réduction s'obtint aisément et les accidents disparurent avec rapidité.

Velpeau a également mentionné dans ses leçons cliniques (*Gazette des hôpitaux* 12 février et 15 mars 1842) les anneaux formés autour du collet du sac par les fibres du fascia transversalis. Pour le démontrer, il divisa dans une opération les tissus de l'extérieur vis-à-vis la partie supérieure du sac. Bientôt on aperçut une rainure circulaire simulant une ficelle qu'on aurait passée sur la racine de la hernie. Coupant sur cette rainure avec la pointe d'un bistouri droit, Velpeau divisa cette espèce de cercle qui était évidemment constitué par l'anneau du fascia transversalis, et dès lors l'étranglement cessa. Le collet du sac n'avait pas été divisé ; il fut facile d'en acquérir la preuve en portant un doigt à l'intérieur du sac. Il cite six cas tirés de sa pratique où l'étranglement était dû au fascia transversalis. Doit-on avec Diday, Velpeau, considérer cet anneau fibreux formé par l'aponévrose abdominale comme une dépendance de l'anneau inguinal interne. Il est très-difficile de dire le contraire, car à l'ouverture interne du canal inguinal, l'anneau péritonéal et l'anneau fibreux sont tellement confondus qu'il est presque impossible de distinguer l'anneau fibreux du collet péritonéal. Mais là n'est pas la question et la seule chose importante pour nous, c'est qu'il peut se faire que ces fibres soient assez superficielles pour pouvoir être atteintes par l'instrument sans ouvrir le péritoine.

On conçoit que cela devient impossible quand l'intestin forme un relief au-dessus de la rainure dans laquelle ces fibres s'enfoncent.

CHAPITRE IV

DES AVANTAGES QUE PEUT PRÉSENTER DANS QUELQUES CAS LA MÉTHODE DE J. L. PETIT POUR LA DIRECTION A DONNER AUX EFFORTS DU TAXIS.

M. Chassaignac a publié dans la *Gazette médicale de Paris* (nos des 20, 27 février et 20 mars 1864), un mémoire sur le mécanisme de l'étranglement des hernies dans lequel il attribue aux changements de direction subis par la hernie après sa sortie les symptômes d'étranglement. Il appelle cet étranglement *par vive arète* à cause de la saillie valvulaire qui se forme dans ce cas à l'intérieur de l'intestin, d'autant plus prouoncée que l'intestin se distend plus extérieurement. C'est surtout dans la hernie crurale que ce mécanisme doit se produire. Nous comparons ce refoulement intérieur d'une partie de la circonférence de l'intestin par l'arcade de Fallope et le ligament de Gimbernat, à la saillie de la valvule iléo-cæcale qui est d'autant plus efficace que le cæcum est plus distendu.

Je ne puis dire jusqu'à quel point cette idée est vraie, manquant de faits pour la résoudre. Ce qu'il y a de certain, et je m'appuie sur la pratique de mon père qui a opéré beaucoup de hernies, c'est qu'il est bien vrai que dans quelques cas on est surpris de passer aussi facilement entre l'intestin et le sac, une fois le corps de ce dernier ouvert, quand tous les efforts les plus persistants n'avaient pas abouti.

M. Chassaignac s'abstient dans son travail de toute conclusion thérapeutique. Puis-je, sans autre preuve, tenter d'en formuler une qui se rapporte à mon sujet; c'est que, dans les hernies crurales, après l'incision de la peau et le débridement de l'anneau fibreux, il est facile de donner aux efforts de réduction la direction de l'axe du canal que l'intestin doit parcourir et ainsi les rendre plus efficaces.

Ce qui viendrait à l'appui de cette manière de voir, c'est qu'il est certain que la réduction sans ouverture du sac réussit plus souvent dans les hernies crurales que dans les hernies inguinales. Mais il faut dire que cela peut être dû aussi à la différence des dispositions anatomiques des anneaux.

CHAPITRE V

LE TAXIS IMMÉDIAT A TRAVERS LE SAC N'EXCLUT PAS LES EFFORTS DE RÉDUCTION PRATIQUÉS EXTÉRIEUREMENT ET LEURS INDICATIONS SONT LES MÊMES.

On pourrait prétendre que la cause de la réussite après le débridement des parties extérieures au sac est due à ce que l'étranglement n'est pas considérable; mais, cette objection ne peut pas s'appliquer aux cas consignés dans le mémoire de mon père, car dans le plus grand nombre des cas, le taxis avait été pratiqué à plusieurs reprises avant son arrivée et lui-même toutes les fois que cela a été possible l'a renouvelé pendant une demi-heure au moins, et pendant une heure et demie dans la deuxième observation où l'étranglement était assez récent pour légitimer cette tentative prolongée.

C'est Amussat et Lisfranc qui ont appris aux chirurgiens que l'intestin pouvait supporter une plus grande pression qu'on ne le croyait avant eux, et, depuis leurs travaux qui datent de 1831, il est rarement arrivé que l'on ait pratiqué l'opération de la hernie étranglée sans avoir exercé pendant un temps quelquefois très-long des efforts énergiques sur la tumeur : M. le professeur Gosselin est très-partisan de cette manœuvre qu'il conseille de continuer, s'il le faut, vingt, trente et quarante minutes et même pendant une heure quand on ne pratique pas l'anesthésie et pendant quinze à trente minutes après l'emploi du chloroforme; l'anesthésie ayant suivant lui, pour avantage de rendre la réduction plus facile lorsqu'elle est possible. Il dit qu'il faut exercer une pression progressivement croissante sur les côtés de la tumeur avec la main droite et des pressions moins énergiques sur le pédicule de la tumeur avec la main gauche. Ces pressions doivent toujours être dirigées dans le sens de l'axe du conduit que l'intestin doit parcourir dans sa rentrée, et c'est là l'avantage de la main sur les moyens mécaniques qu'on pourrait y substituer.

M. Gosselin s'est bien trouvé dans le cas où la tumeur était très-volumineuse et pouvait être parfaitement circonscrite, de suivre le conseil de M. Maisonneuve qui fait remplacer l'emploi de la main par l'enroulement d'une bande de caoutchouc qui agit par son retrait dans l'intervalle de deux taxis, et qu'on peut laisser en place pendant qu'on opère une deuxième fois le taxis manuel.

M. Lannelongue eut aussi l'idée de comprimer d'une façon continue *la paroi abdominale*. Il employa pour cela un sac de plomb chez deux malades dont les observations sont insérées dans le *Bulletin de la société de chirurgie* 1870.

Chez le premier malade, atteint de hernie inguinale étranglée depuis quarante-six heures, et chez lequel plusieurs tentatives de taxis avaient été faites sans résultat, M. Lannelongue appliqua, dès son entrée à l'hôpital, la compression continue sur le *pédicule* de la tumeur au moyen d'un sac de plomb pesant 3 kilog. et qu'il laissa en place pendant vingt minutes. Au bout de ce temps, M. Lannelongue fit le taxis qui amena la réduction en moins d'une minute.

Chez un second malade, cet habile chirurgien eut

recours aussi à la compression au niveau du *pédicule*, sans employer préalablement le taxis. Un sac rempli de 2 kilogrammes et demi de plomb fut appliqué sur la paroi abdominale ; au bout de cinq minutes, on entendit un bruit de gargouillement paraissant se passer dans la région comprimée, la manœuvre étant prolongée pendant quatre minutes encore, une seule tentative de taxis, faite sans violence et ayant à peine duré un quart de minute, amena la rentrée de toutes les parties herniées.

Le malade quitta l'hôpital le jour même. Il s'était écoulé trente-six heures depuis le début des accidents.

Mon père, sans connaître les observations de M. Lannelongue, s'est servi tout récemment avec succès, dans trois circonstances, d'un poids de 5 kilos, enveloppé d'ouate, qu'il applique *sur la tumeur*, et qu'il fixe par un lien au ciel du lit. Pour que ce poids s'applique bien, il est nécessaire de placer le malade la tête renversée, sans oreiller, le bassin relevé. Dans le premier cas, il s'agit d'une hernie ancienne inguinale droite, de la grosseur des deux poings, étranglée depuis quarante-huit heures. Il y avait des coliques et des vomissements de matières fécaloïdes : deux fois le taxis avait été pratiqué, et la seconde fois pendant une heure consécutive, tant par mon père que par le Dr Bourgeois, médecin-adjoint de l'hôpital. C'était dans la soirée. Le poids est resté toute la nuit en place, et le lendemain, à la visite du matin, la réduction était faite.

Dans un second cas, les coliques étaient violentes, et les vomissements peu répétés. La tumeur inguinale droite était de la grosseur du poing. Le collet de la tumeur était très-dur, mais son fond conservait une certaine mollesse qui prouvait que l'étranglement n'était pas très-considérable. Deux tentatives de taxis avaient eu lieu, chacune de trois-quarts d'heure, par le médecin du malade. A son entrée à l'hôpital, mon père le renouvela pendant une demi-heure ; la tumeur diminua, mais le collet resta aussi dur. C'est alors qu'on commence l'application du poids de 5 kilogrammes. Il occasionne une gêne qui n'est pas insupportable. Deux heures après la hernie était réduite. Le malade déclara que la pression continue du poids est moins douloureuse que celle de la main.

Le troisième cas est une hernie crurale. Elle date de vingt-quatre heures : coliques et vomissements de matières alimentaires. La tumeur est très-volumineuse ; le collet est très-dur. A la visite du soir, M. le Dr Bourgeois fait une tentative de taxis très-énergique pendant une demi-heure. Elle est très-douloureuse et ne donne aucun résultat. Application du poids de 5 kilogrammes. A une heure du matin, la réduction se faisait.

Ces observations pourraient paraître en dehors de mon sujet; j'ai cependant voulu les faire connaître, parce que la bande de caoutchouc n'est pas applicable quand la tumeur n'est pas parfaitement détachée et parce que le taxis énergique et prolongé, quand il ne réussit pas, demande à être suivi immédiatement de l'opération, comme le dit fort bien M. le professeur Gosselin, (*Leçons sur les hernies*, p. 217.) si l'on ne veut pas s'exposer à ce que le retour du sang dans la tumeur, à la suite de la cessation des pressions, n'y détermine une inflammation qui a grande chance de devenir gangréneuse. Le poids a donc l'avantage de continuer la compression pendant tout le temps que le malade met à accepter l'opération, tout en ne laissant pas la réaction se faire. M. Lannelongue pense que cette compression énergique et continue de la paroi abdominale agit en fatiguant les plans musculaires qui la constituent, au point de lasser leur énergie contractile et de neutraliser la tendance qu'ils pourraient avoir à maintenir dans le sac les viscères herniés.

Il suppose aussi que la pression, se transmettant de la paroi aux parties qui se rendent dans le sac, tend à exercer sur celles-ci un tiraillement dans un sens opposé à celui suivant lequel les viscères se sont engagés à travers l'orifice herniaire ; il ajoute que le calibre de l'intestin voisin de la hernie se trouve effacé, par suite du refoulement des liquides et des gaz contenus dans son intérieur, et que dès lors la tension contre laquelle les efferts du taxis doivent s'exercer est diminuée d'autant.

Une dernière explication théorique, invoquée par M. Lannelongue, est la suivante : il pense que, dans certains cas, si la compression peut être faite de manière à s'exercer au devant d'un plan suffisamment résistant, elle serait susceptible de porter entrave à la circulation artérielle intestinale et épiploïque, et partant capable de lutter, pendant les premières heures surtout, contre la production ou au moins l'aggravation de l'étranglement.

Je ne me reconnais pas l'autorité suffisante pour apprécier les différentes explications données par M. Lannelongue; mais je dois faire remarquer que M. Lannelongue exerce la pression continue sur la paroi abdominale, tandis que mon père l'exerce sur la tumeur, et que l'explication doit en être différente. Toujours est-il que deux fois dans les mains de M. Lannelongue, trois fois dans les mains de mon père, la pression continue a réussi et doit être prise en considération pour l'avenir : ceci, avec d'autant plus de raison que le chirurgien doit tenir compte de la répugnance des malades aux opérations sanglantes. Il sera souvent forcé d'attendre malgré lui plus longtemps que la prudence ne le permettrait; car la temporisation n'est plus de saison, quand le taxis méthodique suffisamment énergique et prolongé a échoué. Le poids, qui en comprimant la tumeur retarde la réaction, peut rendre de grands services, et, quand son application n'aura pas procuré de résultat, l'espoir de pouvoir réussir après le débridement de l'anneau sans ouvrir le sac, c'est-à-dire sans faire courir au malade de grands dangers, donnera au chirurgien plus de fermeté en proposant l'opération, et sera pour lui comme pour le malade, un motif pour se décider plus tôt.

A ceux qui craindraient de rentrer dans le ventre un intestin malade, on peut répondre que cette crainte devrait également empêcher les tentatives que l'on fait par le taxis, que l'opération de la hernie sans ouverture du sac n'est autre chose que le taxis repris en seconde main avec des difficultés de moins.

Dès que l'étranglement s'est déclaré, on fait tous ses efforts pour rentrer l'intestin. En supposant que les tentatives soient infructueuses, on les réitère jusqu'au moment où on juge l'opération indispensable. Depuis le premier instant de l'étranglement, on ne présume pas qu'il y ait danger de rentrer l'intestin sans le découvrir, pourquoi donc en supposerait-on après le débridement des anneaux fibreux qui doit suivre immédiatement. N'est-ce donc pas une contradiction que de craindre dans cette opération le même effet qu'on tente de produire par le moyen du taxis. L'opération est, il est vrai, plus longue et moins brillante que par la méthode ordinaire ; mais c'est bien le cas de sacrifier la rapidité à la sûreté.

Voyons les choses au pire et supposons que les signes de l'inflammation et de la gangrène de l'intestin ne soient pas apparents, et qu'il arrive que l'on rentre l'intestin qui se perfore dans l'abdomen ; mais cette perforation, plus ou moins tardive, n'a-t-elle jamais lieu après la rentrée de l'intestin quand on a ouvert le sac, et n'est-ce pas ici le cas de dire avec M. Gosselin :

« Que si on voulait rejeter du traitement des hernies les moyens qui exposent à des insuccès, il ne resterait absolument rien ; car si vous faites le taxis forcé, vous pouvez avoir la réduction en masse et la péritonite par épanchement. Si vous opérez de suite, vous pouvez avoir la blessure de l'intestin ou la mort par la péritonite consécutive à la plaie du péritoine.

« Si vous employez les moyens doux, médicaux, vous exposez vos malades aux grands inconvénients de la temporisation : la mort ou la formation d'un anus contre nature. »

Et j'ajouterai, si vous rentrez l'intestin sans ouvrir le sac, il peut arriver qu'une eschare, qu'aucun symptôme n'avait révélée, se détache et qu'une perforation amène un épanchement dans le péritoine.

« Quelque parti qu'il adopte, dit encore M. Gosselin, le chirurgien accepte une grande responsabilité ; mais, c'est là une conséquence forcée de sa position en présence de cette maladie, comme en présence de toutes les maladies graves qui demandent une intervention chirurgicale rapide. »

Pour diminuer cette responsabilité, il faut qu'il soit très-attentif, qu'il étudie avec le plus grand soin tous les symptômes qui peuvent dénoter l'imminence d'une inflammation ou d'une gangrène d'intestin, afin d'arriver à ne se décider sur le parti à prendre qu'en connaissance de cause.

CHAPITRE VI.

DES SYMPTOMES QUI RÉVÈLENT L'ÉTAT DES PARTIES CONTENUES DANS LES HERNIES.

Bien que les indications ne présentent aucune différence, suivant que l'on pratique le taxis avant ou après le débridement de l'anneau, il faut avouer cependant que la responsabilité du chirurgien augmente vis-à-vis du malade et de son entourage toutes les fois qu'il propose une opération sanglante. Il est donc très-important de bien préciser les signes qui peuvent faire reconnaître l'état des parties contenues dans la hernie. Ces signes sont fonctionnels ou physiques.

Quoique les signes physiques soient plus sûrs, ils sont cependant encore sujets à induire en erreur.

Quant aux signes fonctionnels, ils varient comme l'irritabilité des malades, qui diffère suivant les tempéraments et suivant l'âge des individus.

Le chirurgien qui se laisserait guider par l'intensité des symptômes et surtout par la violence de la douleur, la fréquence des vomissements, pour en conclure que la constriction est très-énergique, pourrait souvent se tromper, comme celui qui conclurait en sens opposé par l'absence de ces symptômes.

Cette appréciation est souvent délicate; il en est de même de tous les faits médicaux où il faut tenir compte du sujet auquel on a affaire, de l'ensemble des faits et de tous ses détails avant de porter un jugement.

La marche qu'a suivie la maladie est souvent le meilleur guide; il faut d'abord que le chirurgien se renseigne sur le mode d'invasion. Quand elle est subite, le cas est plus pressant que lorsque le cours des matières a été intercepté lentement.

Les progrès du mal ont été plus ou moins rapides. Quand l'évolution des symptômes s'est faite promptement, il faut aussi savoir se decider promptement, et ne jamais oublier que même le soulagement que ressentent les malades peut récéler le plus grand danger; et que, quand l'irritabilité de l'intestin est sur le point de s'éteindre, les coliques sont moins vives, les efforts de vomissements cessent, la tumeur parait céder et que ce calme trompeur est le meilleur signe qui annonce la gangrène de l'intestin.

Ce n'est pas une raison pour renoncer à toute opération, si les symptômes généraux le permettent, mais jamais dans ce cas on ne doit opérer sans ouvrir le sac,

Signes fonctionnels. — Les vomissements surviennent généralement après les coliques. Toutes les fois que, sans cause connue, un malade est pris subitement de coliques avec constipation et de vomissements, on doit immédiatement rechercher s'il n'existe pas quelque part une hernie étranglée.

Quand les vomissements sont composés de matières

fécaloïdes, ils annoncent un état plus avancé que lorsqu'ils sont formés de matières alimentaires ou bilieuses. En général, plus ils sont répétés, plus il y a de gravité. Quand ils se déclarent de bonne heure, et qu'ils se continuent sans interruption, il sont plus sérieux que lorsqu'ils arrivent tardivement et qu'ils se répètent à long intervalle.

Quoique le hoquet ne présente pas dans les affections de l'intestin la gravité qu'il offre dans la plupart des autres maladies, ce signe est cependant plus fâcheux que les vomissements: en moyenne, il n'apparait, suivant M. Gosselin, que vers le troisième ou le quatrième jour.

L'altération de la voix et surtout son extinction annoncent un état plus grave encore, et très-souvent elle s'accompagne d'une grande prostration des forces vitales.

L'aspect grippé du facies dénote encore une lésion plus profonde et quoiqu'il ne soit pas toujours un signe de gangrène, il prévient qu'il faut se hâter.

Les symptômes fournis par le pouls ont aussi leur importance. Quelquefois fréquent au début, il devient généralement lent après la première émotion. Quand il est dur et fréquent, c'est un signe d'inflammation; quand il est fréquent, petit et serré, on peut craindre la péritonite ou la gangrène, surtout s'il s'accompagne de refroidissement des extrêmités et de cyanose.

Du côte du ventre le ballonnement est deja un symptôme qui n'appartient plus à la première période. S'il s'y joint de la sensibilité au toucher et de la rénitence remontant plus ou moins haut, c'est un signe de péritonite.

Symptômes fournis par la tumeur elle-même.

L'âge de la tumeur est à considérer. Les hernies anciennes qui sortent et rentrent librement s'étranglent rarement, et quand cela arrive, la constriction est moins forte que dans les hernies ordinairement maintenues par un bandage, dont l'orifice s'est resserré en s'épaississant.

Le chirurgien doit aussi tenir compte du volume de la hernie; l'expérience ayant prouvé que les petites hernies se gangrénent plus vite que les grosses; qu'il suffit pour cela de vingt-quatre heures, tandis que les hernies volumineuses peuvent rester pendant plusieurs jours dans l'étranglement sans qu'il survienne des entraves. C'est ce motif plutôt que la gravité des signes fonctionnels qui a décidé mon père à opérer de suite le militaire dont il sera question dans l'observation 4, tandis que chez le malade de l'observation 1, qui avait une hernie plus grosse que la tête, l'opération a pu être retardée sans lui porter préjudice.

Le siége de la tumeur doit encore être pris en grande considération. Dans les hernies crurales le pronostic est plus sérieux que dans les hernies inguinales. M. le professeur Gosselin a constaté que dans les hernies crurales, l'étranglement est ordinairement plus réfractaire au taxis méthodique, mais en revanche, mon père a cru remarquer que le taxis pratiqué sur le sac après le débridement de l'anneau fibreux, est aussi plus souvent couronné de succès, ce qui est conforme aux vues de M. Gosselin qui reconnait que, dans les hernies crurales, l'étranglement est plus souvent produit par l'anneau fibreux que par le collet du sac. Cela peut tenir aussi à ce que, après le débridement de l'anneau fibreux comme je l'ai déjà dit plus haut, le taxis est plus efficace à cause du redressement du coude formé par la hernie crurale au dessous du ligament de Fallope.

Les entéro-épiplocèles supportent plus longtemps la constriction que les hernies intestinales. On reconnait que la hernie ne contient que de l'intestin, lorsqu'elle est dure, tendue, élastique au toucher.

Dans le cas où une masse d'épiploon la surmonte, la tumeur est moins dure, plus pâteuse et fournit à la main la sensation de lobules séparés. On peut alors attendre un peu plus longtemps, si les symptômes fonctionnels ne sont pas pressants.

Signes fournis par le toucher.—Toute hernie étranglée est dure et tendue. La dureté de son corps et surtout de son col permet en général d'apprécier l'intensité de la constriction. Elle est généralement plus ou moins sensible, mais quand elle est douloureuse en même temps que dure et tendue, il faut craindre un commencement d'inflammation du sac hernaire, qui nécssite un débridement rapide, avant qu'elle ne puisse faire des progrès et mettre dans l'obligation d'ouvrir le sac.

Si au contraire, en même temps que le col est très-dur, le corps offre encore une certaine mollesse, si on y sent quelques gargouillements en opérant le taxis, c'est un signe que l'on peut attendre comme cela se rencontre quelquefois dans les hernies volumineuses.

Concluons de tous ces renseignements, que l'opération de J. L. Petit devant surtout réussir dans les cas simples, il faut, pour éviter les complications, se hâter quand on a affaire à des petites hernies, surtout quand elles sortent par l'anneau crural et qu'il faut opérer ces hernies aussitôt que le taxis a échoué ; — que la temporisation pourra être quelquefois autorisée dans les hernies moyennes, surtout si l'on a lieu de croire qu'elles contiennent de l'épiploon, et si les symptômes fonctionnels ne sont pas très-pressants, mais qu'on ne doit pas ordinairement laisser écouler plus de quarante-huit heures pour les opérer; et qu'on ne devra avoir recours aux moyens médicaux, le plus souvent infidèles, que dans les cas de hernie volumineuse habituellement sortie dans lesquels l'étranglement se fait, comme on disait autrefois, par engouement et qu'on attribue aujourd'hui depuis Malgaigne, à une péritonite herniaire du genre de celles dont nous allons rapporter une observation et dans laquelle on a pu temporiser, quoique l'opération ait été d'un soulagement immédiat et d'un succès définitif.

CHAPITRE VII.

OBSERVATIONS

Obs. I. — **Hernie inguinale étranglée, volumineuse, opérée sans ouverture du sac. Guérison. (Dr E. Colson.)**

M. D..., âgé de 60 ans, fermier à Alges, près Gournay (Seine-inférieure), a depuis son enfance une hernie inguinale gauche pour laquelle il ne portait pas bandage.

Toutes les fois que cette hernie augmentait de volume et devenait douloureuse, il la comprimait entre ses cuisses et ses deux mains et il la faisait rentrer en partie.

Le vendredi 4 août 1865, à dix heures du soir, n'ayant pu parvenir lui-même à la rentrer, il fait appeler le Dr Duval de Gournay qui pratique le taxis avec énergie sans succès; il n'abandonne son malade qu'au bout de deux heures, et le lendemain matin samedi, n'ayant pas mieux réussi, il appelle en consultation ses deux confrères, les Drs Denayville et Dubuc qui échouent aussi malgré l'emploi du chloroforme, et, comme les accidents ne sont pas très-pressants, on temporise. Le malade n'a vomi qu'une fois le premier jour et depuis, les vomissements ne se sont pas reproduits. Les coliques sont sourdes et le pouls reste bon. Mais le 7, le ventre prend un certain développement; le malade accuse de la sensibilité dans l'hypochondre gauche; les renvois sont fétides; la langue est sèche. Je suis appelé le 8 en consultation.

Je me trouve en présence d'une tumeur très-volumineuse se composant d'une hydrocèle et d'une tumeur herniaire inguinale gauche plus grosse que la tête.

Je ne puis, en refoulant la peau, parvenir à l'anneau fibreux et je fais de vains efforts pour arriver, par le taxis avec et sans chloroforme, à réduire cette tumeur qui ne diminue pas de volume.

M. le Dr Barré, chirurgien-adjoint de l'hôpital de Rouen, qui avait été mandé en même temps que moi, arrive à onze heures du matin. Dans cette réunion, trois avis différents sont émis. M. Barré pense qu'on doit attendre, les accidents d'étranglement n'étant pas très-pressants et les moyens médicaux n'ayant pas été complètement épuisés. M. Duval qui s'est livré à de nombreuses tentatives pour obtenir la réduction, ne voit pas la possibilité du rétablissement spontané des selles et vote pour l'opération immédiate.

Je propose de débrider toutes les portions fibreuses extérieures au sac; de tenter la réduction après l'incision de toutes les fibres aponévrotiques, et si on ne l'obtient pas, d'attendre; car je suis effrayé par la perspective de la mise au contact de l'air d'une masse aussi considérable d'intestin qu'il sera impossible de réduire complètement et qui laissée au dehors sera une porte ouverte à une péritonite certaine qui, dans ce cas, est une mort assurée.

Ma proposition n'ayant pas été agréée je me range du côté de l'expectation, car je regarde le malade comme perdu si on est obligé d'ouvrir le sac herniaire. Nous ajournons notre décision au lendemain 9 août à cinq heures du soir.

Le ventre est plus météorisé, très-élevé à la région épigastrique; mais la tension n'est pas extrême et la sensibilité au toucher n'est pas très-développée.

Le facies reste bon; le pouls est à 120; les envies de vomir, les renvois fétides et le hoquet continuent. Une saignée a été faite et a donné du sang couenneux. L'huile de ricin et les lavements de tabac n'ont pas procuré de selles; et, devant l'inutilité de ces moyens, il n'y a plus à hésiter. L'opération est de nécessité. Mes confrères s'étant ralliés au procédé que j'avais proposé la veille, je pratique l'opération, séance tenante, en présence de MM. Duval et Barré.

Après avoir incisé les premières couches, j'éprouve la plus grande difficulté à insinuer le doigt sous l'anneau externe ; pour l'agrandir, je débride l'anneau fibreux avec le bistouri courbe et allant profondément, je sens avec le doigt des fibres isolées et transversales dans le trajet du canal inguinal; je les incise. Le collet du sac ne change pas et j'en augure mal. J'incise de nouvelles fibres sur le collet tout près de l'anneau interne environ à 5 centimètres de profondeur et le col de la hernie se dilate. Je rencontre encore un nouvel anneau fibreux, je l'incise et j'exerce le taxis. L'intestin rentre aussitôt et le malade éprouve un grand soulagement.

La tumeur reste cependant volumineuse, ce qui ne nous étonne pas autrement, ne pouvant pas prétendre réduire tout l'intestin à cause de la tension du ventre et de l'irréductibilité habituelle de la tumeur.

Je ne fais pas de vains efforts pour obtenir cette réduction et je laisse dans le sac les trois quarts de l'intestin qui est manifestement mou, affaissé, et nous procédons à la suture par première intention. Avant de nous séparer, nous faisons prendre une dose d'huile de ricin au malade.

Dans la nuit, le malade rend des gaz par l'anus ; il va très-abondamment à la garde-robe.

Je revois le malade le 11 août, deux jours par conséquent après l'opération. La fièvre persiste ; le pouls est environ à 120, malgré une nouvelle saignée. La face est pâle, un peu défaite; le ventre reste gros, bien que plus souple et peu sensible. Une auréole érysipélateuse s'est formée autour de la plaie ; elle s'étend jusque dans le flanc gauche. On sent au toucher une tumeur circonscrite au-dessus de la partie supérieure du collet. En pressant cette tumeur, on fait sortir un peu de pus grisâtre et mal lié. Le fond de la plaie est d'un aspect grisâtre. M. Duval a été obligé d'enlever les épingles à cause de la rougeur érysipélateuse et de l'excès de tension.

Le lendemain 12, les garde-robes se font librement et abondamment ; il n'y a pas de coliques. Le hoquet persiste néanmoins.

Le 13, au matin. Je trouve le malade dans un état très-satisfaisant, quoique le pouls reste à 96.

L'érysipèle ne s'est pas développé. Le ventre est encore plus souple ; le facies bon, la langue humide ; le décubitus sur le côté droit facilite l'écoulement du pus. Il y a certainement une amélioration manifeste et je pense que toute crainte de péritonite doit être écartée.

Le 15. Le pouls est à 84. Il n'y a pas de chaleur à la peau. La plaie est couverte de beaux bourgeons charnus ; le pus est de bonne nature ; il séjourne dans l'angle supérieur de la plaie d'où on le fait sortir par pression. Les selles ont lieu facilement une ou deux fois par jour; il reste le long du ligament de Fallope jusqu'à l'épine iliaque un engorge ment douloureux, qui paraît avoir son siége entre les muscles abdomi naux et sur lequel nous faisons appliquer un cataplasme.

Le malade prend du bouillon avec plaisir, et son état est tellement satisfaisant que je ne dois plus revoir notre malade.

Quelque temps après M. D... avait repris ses habitudes et sa vie active.

L'observation 241 d'Astley Cooper est un cas de hernie volumineuse, tout à fait semblable : il s'agit d'une hernie inguinale étranglée qui n'était habituellement réductible qu'en partie. La tumeur était énorme et s'étendait jusque vers le milieu de la cuisse, elle était dure et douloureuse à la pression.

L'abdomen était dur et tendu, mais peu douloureux : le malade vomissait par intervalle et n'avait pas eu de selles depuis six jours. On fit en vain plusieurs tentatives de réduction. L'état du malade ne permettait pas d'espérer qu'on pût lui sauver la vie sans opération ; mais cette ressource même semblait désespérée eu égard à l'âge du malade, au volume de la tumeur et à l'état d'adhérence des parties qu'elle renfermait.

D'après ces considérations, Astley Cooper voulut s'assurer avant d'ouvrir le sac s'il était possible de diviser l'anneau et les parties situées au-dessus de lui ; il résolut en outre de chercher à replacer la portion réductible de la hernie sans mettre à nu les parties qui constituaient cette hernie. Pour cela, il pratiqua une incision de trois pouces de longueur, immédiatement sur l'anneau inguinal qu'il mit à découvert ainsi que le fascia qui en naît ; il fit à ce fascia une ouverture suffisante pour introduire une sonde cannelée qu'il fit glisser entre l'anneau et le sac ; il le divisa avec un bistouri boutonné. Introduisant ensuite le doigt et sentant que la résistance était due au muscle transverse, il conduisit le bistouri sur la sonde jusque dans ce point. Après ce deuxième débridement, une pression légère suffit pour réduire la hernie avec gargouillement.

Au bout d'une semaine, le malade était guéri.

L'observation 242 est encore un cas de hernie très-volumineuse dans laquelle le sac fut ouvert. Le malade mourut et Astley Cooper ajoute :

« Si, dans ce cas, j'avais opéré sans ouvrir le sac et en me bornant à dilater l'étranglement, la vie du malade aurait été probablement conservée. »

Quant à l'objection donnée par Louis relativement à l'adhérence des parties herniées entre elles et avec le sac, à peine est-il nécessaire de la mentionner, puisque ces adhérences rendant la réduction impossible, on sera nécessairement amené à ouvrir le sac et à agir comme dans le procédé ordinaire.

Obs. II. — Recueillie par M. Hutinel, interne des hôpitaux, dans le service de M. le professeur Richet. Opération par M. Guérin.

Hernie crurale étranglée depuis huit jours. Opération sans ouverture du sac. Péritonite légère. Guérison.

Le 15 août 1873, vers deux heures de l'après-midi, la nommée Fleureau (Julienne), blanchisseuse, âgée de 67 ans, est apportée à l'Hôtel-Dieu. Elle présente des symptômes assez nets d'étranglement herniaire arrivé à une période avancée. A la partie interne de l'aîne gauche, au niveau de l'infundibulum crurale, existe une tumeur de la grosseur d'un petit œuf, sensible mais non extrêmement douloureuse à la pression, rénitente, sans empâtement ni rougeur des téguments. Pas de ballonnement du ventre. L'aspect général de la malade n'est pas très-rassurant : face tirée, pouls petit, mais régulier, extrémités peu refroidies, affaissement intellectuel, obtusion assez avancée des sens.

Les renseignements qu'on peut tirer de cette femme ou des personnes qui l'accompagnent sont loin d'être précis. Cependant on finit par savoir tant bien que mal, que depuis environ huit mois la malade s'est aperçue de l'existence de sa hernie, qui serait apparue à la suite d'un effort de défécation, et n'aurait jamais été maintenue que par un mauvais bandage, une sorte de ceinture de toile, fabriquée sous l'inspiration d'une commère. Depuis huit jours, la hernie est sortie, et depuis ce moment il n'y a pas eu de selles. Pas de troubles pendant les premiers jours; cependant la malade se sentant gênée a pris des lavements qu'elle a rendus à peu près tels qu'elle les avait pris.

Les émissions gazeuses ordinairement fréquentes ont disparu. Dans les deux derniers jours, des accidents plus sérieux ont fait reconnaître la gravité de l'étranglement; il y a eu des coliques, des vomissements fréquents, presque incoercibles, d'abord muqueux et finalement fécaloïdes. On n'a fait aucune tentative de réduction.

Lorsque M. Guérin vit la hernie, les vomissements avaient cessé. Il y avait un moment de calme favorable à l'opération; le taxis ne pouvait en effet être essayé sur une hernie d'aussi petit volume étranglée depuis huit jours. L'abattement profond de la malade fit renoncer à l'emploi du chloroforme.

L'opération fut pratiquée séance tenante.

Opération. — Après une incision de 5 centimètres de long, presque verticale, dirigée un peu de dehors en dedans et de haut en bas, et n'intéressant que le tégument, M. Guérin tombe sur *un sac feuilleté* qu'il incise couche par couche, en se servant de la sonde cannelée. Puis on arrive sur une lame mince qui paraît être l'intestin et que le doigt décolle avec facilité des couches déjà incisées. Malgré l'insuffisance de l'instrument qui n'entame qu'avec peine les tissus, des débridements multiples sont faits sur le pourtour de l'anneau crural, surtout en dedans et en avant; et, sous l'influence d'une pression légère la hernie se réduit. Mais, à ce moment, on s'aperçoit que le sac n'a pas été ouvert et que le feuillet qui avait été pris pour la paroi intestinale faisait partie du sac. M. Guérin sans se préoccuper trop de cette circonstance ferme la plaie avec trois points de suture.

Traitement. — Compresses imbibées d'eau fraiche sur le ventre. Limonade purgative à prendre par demi-verres jusqu'à effet purgatif.

Suites de l'opération. — Au troisième demi-verre, évacuation assez abondante; à huit heures du soir il y a déjà eu deux garde-robes. On donne à partir de ce moment 0,01 centigr. d'extrait thébaïque toutes les heures. Température 36°4. Pouls assez fort, régulier, 60 pulsations.

16 août, matin. Température normale 37°2. Il y a eu dans la nuit

douze garde-robes. La malade répond bien aux questions qu'on lui adresse. Pas de douleurs vives, mais un peu de ballonnement du ventre. Langue un peu sèche et rouge. On continue l'opium aux mêmes doses.

Soir. Il y a eu deux selles dans la journée; vers quatre heures la malade a été prise de délire. Elle est dans un état d'agitation loquace très-alarmant. Elle se lève, arrache son pansement, veut retourner chez elle. Ventre ballonné, peu douloureux cependant. Fièvre intense; langue sèche, face tirée. Température vaginale 40°3. Pouls fréquent, irrégulier. Pas de vomissements.

On applique sur l'abdomen une vessie remplie d'eau glacée : 0,02 centigrades d'opium toutes les heures.

Le 17, matin. Beaucoup d'agitation pendant la nuit. Pas de selles ni de vomissements. La connaissance est revenue et les réponses sont précises. Douleur vive au pied gauche ; pas d'œdème de ce côté. Le ballonnement du ventre est moindre. T. 38°7. P. large, 70 pulsations. Langue sèche, râpeuse, rouge au milieu, blanchâtre sur les bords.

Soir T. 39°4. Pouls 70, fort, large.

Amélioration notable, la langue est moins sèche. Pas de délire dans la journée. La plaie commence à suppurer. Elle est un peu rouge sur les bords.

Le 18. Peau fraiche, presque plus de fièvre. Rougeur diffuse autour de la plaie, produite par l'action de la glace. Le ballonnement du ventre a diminué. Gargouillement dans la fosse iliaque droite. Pas de douleur. La malade réclame à manger. On lui donne des potages.

Le soir, il reste encore un peu de ballonnement du ventre, mais la journée a été bonne.

Le 19. L'amélioration s'accentue ; on donne un lavement qui amène une garde-robe.

Le 20. Deux verres d'eau de Sedlitz provoquent des selles abondantes. L'amélioration continue.

Le 21. La malade mange de bon appétit.

Rien de notable dans les jours suivants, à part une légère indigestion qui n'entrave pas la guérison. Il ne reste qu'une petite plaie presque entièrement fermée.

8 septembre. La plaie est cicatrisée. Il reste seulement deux petits bourgeons rougeâtres qui, malgré les cautérisations superficielles faites avec le crayon continuent à végéter les jours suivants.

Le 10. La malade se lève pour la première fois.

Quoique dans un état très-rassurant, elle avait conservé depuis son opération un abattement tel, qu'elle n'osait pas se lever. A peine debout, elle a une lipothymie qui la force à se remettre au lit. Le malaise ne dure qu'un instant.

Le 11 et le 12. La malade reste levée chaque jour plus d'une heure sans inconvénient.

Le 22. Elle est désignée pour aller au Vésinet.

On lui donne un bandage. Elle est parfaitement guérie. Il ne lui reste qu'une sensation de tiraillement au niveau de la cicatrice pendant les mouvements.

Réflexions.— S'il y a eu péritonite chez cette malade, c'est que l'intestin contenu dans le sac, étranglé depuis huit jours, était enflammé; mais, si cette péritonite ne s'est pas généralisée, si elle est restée légère et si on a pu en triompher facilement, c'est tout simplement parce que le péritoine n'a pas été ouvert.

Aussi nous semble-t-il évident que c'est à la méthode de J. L. Petit que la malade doit la vie.

Obs. III.—Hernie crurale étranglée opérée sans ouverture du sac. Mort. (Dr E. Colson.)

Le 31 octobre 1872, j'ai été appelé à Puy-la-Vallée (Oise), chez M. D..., âgé de 59 ans, atteint d'une hernie crurale du côté gauche depuis deux ans.

Il y a deux jours, en se couchant, il a été pris tout à coup d'une violente douleur dans l'aine et de coliques très-vives. M. Leroux, médecin à Francastel, pratique immédiatement le taxis, et ne peut pas faire rentrer la hernie quoiqu'il s'y reprenne avec persistance par trois fois consécutives. A mon arrivée, le troisième jour de l'étranglement, je trouve le malade couché à plat sur le dos dans son lit avec un poids de 5 kilogr. qu'on lui a mis d'après mon conseil depuis deux heures et demie en m'attendant.

Le malade a eu des vomissements toute la nuit ; les coliques sont moins fortes ; le hoquet le fatigue beaucoup ; le facies est altéré, très-amaigri ; le pouls petit et fréquent; la voix cassée, presque éteinte ; le ventre, un peu ballonné, avait été plus tendu et plus tuméfié ; la tumeur n'est pas très-grosse ; elle est logée profondément dans le pli de l'aîne dont la peau présente une coloration violacée que j'attribue à l'extrait de belladone que l'on avait employé en frictions.

Je renouvelle le taxis pendant trois quarts d'heure en attendant mon confrère. La tumeur paraît se ramollir un peu ; on sent sous le doigt des gaz qui paraissent traverser la hernie, mais la tumeur persiste. Sa sensibilité était notable, mais pas positivement douloureuse. N'ayant obtenu qu'une réduction incomplète, j'incise la peau et j'arrive sur la face externe du sac dont la coloration n'est pas aussi foncée, et dont la surface n'ést pas aussi ecchymosée que le tissu cellulaire qui le recouvre. Il paraît mince. Son collet s'enfonce profondément dans l'anneau fibreux qui est très-serré, et que j'agrandis d'abord avec le doigt puis avec le bistouri courbe. Il reste quelques brides transversales que je déchire avec le doigt. Je puis alors découvrir à l'aide de légères tractions le collet du sac qui est d'un blanc nacré plus épais que le sac ; sa grosseur est d'environ une grosse plume d'oie. Après la déchirure des brides fibreuses, sa circonférence m'a paru augmenter. Je pratique alors le taxis à travers le sac et en très-peu de temps j'obtiens la réduction. Le sac reste intact; il est vide, ridé dans la plaie que je réunis par première intention.

Le malade s'est trouvé aussitôt soulagé.

Les deux premiers jours, les selles ont eu lieu avec des lavements d'huile de ricin, mais elles ne contiennent pas beaucoup de matières. Le ventre n'est cependant ni tendu ni bien sensible à la pression.

Le 5 novembre, à trois heures de l'après-midi, le facies n'est pas mauvais ; le pouls assez développé, pas trop fréquent. Le ventre est distendu par les intestins remplis de gaz dont les circonvolutions se dessinent à travers la paroi abdominale. La plaie est noirâtre et entourée d'un cercle violacé. Le tissu sous-cutané renferme des gaz que l'on fait sortir à la pression. Au milieu de la plaie le sac est flétri, blanchâtre et par une petite fente il laisse écouler du liquide en petite quantité et des gaz quand le malade tousse. La voix est tout à fait cassée ; le hoquet continue et ce matin à six heures il y a eu des vomissements de matières fécaloïdes.

Nous faisons un pansemement à plat avec cataplasme. Continuation du bouillon et de l'eau rougie sucrée.

Le malade succombe le lendemain 6 novembre.

Réflexions. — Avant la réduction et même dès le premier jour, la peau qui enveloppait la hernie et qui l'avoisinait était déjà d'un rouge violacé que j'avais attribué à tort à l'extrait de belladone qu'on avait appliqué sur la tumeur.

Je regrette dans ce cas d'avoir renouvelé le taxis avant l'opération. La couleur violacée de la peau, le hoquet, la perte de la voix et l'intensité des symptômes généraux auraient dû me mettre en garde contre les accidents qui sont survenus.

Obs. IV. — Hernie inguinale étranglée, opérée sans ouverture du sac. Guérison. (Dr E. Colson.)

Denan (Amédée), soldat au 109e de ligne, a depuis le mois d'octobre 1873 une hernie inguinale droite qui s'est produite en sautant une tranchée.

Le 12 avril 1873, la hernie est ressortie à la suite d'un faux pas et a causé tous les phénomènes de l'étranglement, vomissements, coliques, altérations des traits. Tension du ventre et ballonnement; suppression des selles.

A l'entrée du malade à l'hôpital, le 14 avril, je constate dans la région inguinale droite une tumeur très-dure de la grosseur d'une orange. Je pratique le taxis sans résultat d'abord, sans chloroforme pendant environ une demi-heure, puis avec le chloroforme pendant un quart d'heure. Ne parvenant pas à réduire, je pratique l'opération immédiatement, à cause de l'intensité des symptômes d'étranglement, qui réclament une intervention rapide.

L'incision de la peau ne présente rien de particulier. Après avoir débridé largement l'anneau inguinal en coupant l'aponévrose du grand oblique, j'arrive sur le sac et je reconnais avec le doigt qu'il n'existe plus aucune constriction autour du pédicule de la tumeur et je sens que sa partie supérieure prend une grande expansion.

Une nouvelle tentative de taxis amène alors la réduction qui se fait avec la plus grande facilité. L'opération n'est suivie d'aucun accident pendant les deux premiers jours; pas de douleur à la pression du ventre, pas de coliques, pas de vomissements. Le pouls est à 80. Le malade a eu une selle abondante. Mais dans la soirée du troisième jour, un frisson violent annonce le début d'un érysipèle.

Le 17. A la visite du matin, je constate en effet une auréole érysipélateuse tout autour de la plaie. Je défais quelques points de suture pour donner libre issue à l'écoulement du pus ; j'écarte avec une épingle les lèvres de la plaie et on applique un cataplasme.

Le 20. L'érysipèle n'a pas fait de progrès ; il semble même être arrêté dans sa marche. La plaie fournit un pus sanieux et un peu fétide.

Le 25. Le pourtour de la plaie est œdématié ; il se fait du pus profondément. Le pouls est à 100.

Le 27. L'engorgement profond est évident; les tissus conservent l'empreinte des doigts, mais la fluctuation n'est pas encore très-accentuée.

Le 29. La fluctuation est très-nette; j'ouvre l'abcès qui donne une abondante suppuration fétide.

Le 30. Le malade a éprouvé un grand soulagement; la fièvre est tombée et l'état général général est bon ; selles régulières; pas de sensibilité au ventre.

10 mai. La plaie se déterge; les bourgeons charnus ont une belle apparence; j'enlève avec les pinces un lambeau blanchâtre de tissu mortifié. La suppuration est moins grise et moins fétide; le pus séjourne toujours un peu dans l'angle externe de la plaie. Pour remédier à la stagnation du pus, je fais mettre le malade sur le côté.

Le 25. Le malade se lève; la plaie suppure moins et le pus ne séjourne plus. Je rapproche les bords avec des bandelettes.

1er juin. La plaie n'est pas encore fermée, mais elle se remplit de beaux bourgeons charnus. Elle est en très-bonne voie et marche directement vers la cicatrisation. Nous n'avons plus rien de particulier à noter jusqu'à la sortie du malade qui a lieu le 19 juin.

Obs. V.—Hernie inguinale étranglée. Opération sans ouverture du sac. Guérison. (Dr E. Colson.)

Le 12 août 1870, le nommé Petithomme de Marissel, près Beauvais, âgé de 68 ans, entre à l'hôpital avec une hernie inguinale gauche du volume du poing et irréductible.

Pendant deux jours, le Dr Gérard, avait tenté la réduction sans succès. A l'entrée du malade à l'hôpital, j'ai pratiqué moi-même le taxis ainsi que le Dr Bourgeois, médecin adjoint de l'hôpital, sans plus de succès.

Les accidents d'étranglement ne sont pas très-pressants; le malade avait vomi chez lui, mais depuis son entrée les vomissements se sont arrêtés; cependant le malade se plaint toujours de coliques, et, prenant en considération la dureté de la tumeur et la tension de l'abdomen, je décide l'opération qui est pratiquée le 13 à la visite du matin.

Après avoir incisé les parties molles jusqu'au sac et sectionné les fibres circulaires qui l'entourent, je le sens se distendre sous le doigt. Je pratique le taxis sur le sac et l'intestin rentre aussitôt.

La réunion par première intention ne réussit pas; la plaie suppure abondamment sans que pourtant il survienne aucun symptôme d'inflammation intestinale ou péritonéale. Un abcès se forme, il suffit de faire coucher le malade sur le côté pour le vider.

La cicatrisation est complète le 27 septembre et le malade a son exeat.

Obs. VI. — Hernie crurale étranglée. Opération sans ouverture du sac. Guérison. (Dr E. Colson.)

La veuve Dernier, d'Hodène-en-Bray, ménagère, âgée de 58 ans, a depuis deux ans dans l'aine droite une petite tumeur herniaire pour laquelle elle n'a jamais porté de bandage.

Le 1er novembre 1868, elle a été prise de coliques et de vomissements bilieux très-abondants ; elle a vomi trois ou quatre fois dans l'espace de deux heures environ. M. Duhamel, médecin à Villembray, demandé aussitôt, constate l'existence d'une hernie crurale étranglée, très-dure, et de la grosseur d'un gros œuf de poule. Les tentatives de taxis n'amènent pas la réduction. Il a été pratiqué le premier jour pendant une heure et demie ; autant le deuxième jour et le troisième jour par M. le Dr Thouret (de Beauvais).

Depuis le début des accidents, il n'y a pas eu de selles ; les vomissements continuent, ils sont toujours bilieux et ne contiennent pas de matières fécaloïdes ; les coliques persistent et s'accompagnent de hoquet, dont la malade se plaint beaucoup.

Je suis envoyé le quatrième jour par mon excellent et respectable confrère, le Dr Thouret, qui ne peut pas se rendre auprès de la malade. Le ventre est souple, indolore, les coliques continuent ; les vomissements ont diminué depuis le matin. La voix est un peu cassée, la figure amaigrie ; le pouls n'est pas trop fréquent, mais il est assez petit. La tumeur est dure, peu sensible à la pression. Je fais sans résultat un taxis modéré et peu prolongé. L'opération est acceptée.

J'incise les parties molles sans avoir rien de particulier à noter, et j'arrive sur la face externe du sac qui n'est uni aux tissus voisins que par quelques filaments faciles à déchirer.

La tumeur herniaire mise à nu dans toute sa circonférence est de la grosseur d'un petit œuf. Elle est lisse, peu douloureuse à la pression, mais très-dure. Le col est très-étroit, à peine de la grosseur du bout du petit doigt, sur la surface externe on sent des fibres ligamenteuses qui le compriment avec force en faisant onglet inférieurement. C'est à peine si je puis espérer passer entre ces fibres ligamenteuses et le col, cependant, je soulève avec l'ongle les plus inférieures et je parviens à les inciser et à me faire ainsi un passage plus facile en dehors et en avant, je débride en outre en dedans le ligament de Gimbernat. J'incise aussi avec le bistouri et je déchire avec le doigt, qui maintenant passe facilement, des fibres situées transversalement en avant du collet du sac, qui parait encore avoir une certaine épaisseur et je l'amène au dehors par la traction. Je déchire avec le bout de la sonde cannelée sa surface externe; cependant l'intestin ne prend pas encore d'ampliation; toutefois, je pratique le taxis et je sens peu de temps après l'anse intestinale qui m'échappe. Il reste dans la tumeur qui s'est un peu fléchie un noyau induré évidemment formé par l'épiploon, que je pourrais laisser dans le sac, mais je fais quelques tentatives pour en obtenir la réduction qui se fait facilement; mais en même temps, il s'écoule un jet de sang noir, sans odeur, qui me prouve que le collet du sac s'est rompu dans un point de sa circonférence, et qu'il s'est fait là une très-petite ouverture. Après avoir detergé la plaie, réunion par première intention.

Le 6 novembre, la malade est allée plusieurs fois à la garde-robe, les coliques et les vomissements ont disparu. Le facies, qui est revenu meilleur aussitôt après l'opération est aujourd'hui très-bon. Il n'y a pas eu de fièvre ni aucun accident à signaler.

Le 11 novembre, la plaie n'est réunie qu'en partie, mais il n'y a pas d'accumulation de pus ou de sérosité.

L'état est aussi satisfaisant que possible. La malade commence à manger, je ne dois plus venir la revoir.

Quelque temps après, j'avais des nouvelles de la malade qui était parfaitement guérie et avait repris ses habitudes.

Je dois à l'obligeance de M. le Dr Bourgeois médecin-adjoint de l'hôpital de Beauvais, la relation résumée de trois observations de hernies étranglées opérées sans ouverture du sac.

Obs. VII. VIII et IX.

Dans un premier cas, il s'agit d'une femme atteinte de hernie crurale gauche. La malade a des vomissements depuis la veille. M. le Dr Bourgeois tente vainement le taxis. Le lendemain, accompagné de M. le Dr Dupuis, il renouvelle ses tentatives, mais sans résultat, et alors il propose l'opération qui est faite séance tenante.

Après avoir incisé la peau et atteint l'anneau crural, il l'incise sur son bord; disséquant couche par couche, il arrive sur le collet du sac où le tissu cellulaire est dense et serré. Il dégage alors avec la sonde cannelée le collet des fibres qui l'entourent et alors la résistance diminue par suite de la dilatation du col. Le taxis immédiat est pratiqué et la réduction s'opère facilement.

Les suites furent celles d'une plaie simple dont la guérison s'opéra sans les moindres accidents.

Dans un second cas, il s'agit encore d'une femme atteinte de hernie crurale gauche de la grosseur d'un petit œuf de poule. Cette hernie depuis la veille au soir provoquait des vomissements alimentaires, sans évacuations alvines. Le taxis est tenté inutilement à plusieurs reprises.

Le lendemain, environ quarante-huit heures après le début de l'étranglement, M. Bourgeois, accompagné de M. le Dr Gérard, tente de nouveau le taxis, mais sans plus de résultat que la veille. L'opération reconnue nécessaire est pratiquée sur le champ.

M. Bourgeois incise les parties molles jusqu'au sac qu'il reconnaît à son aspect fibreux et blanchâtre et qui paraît assez épais, et il débride l'anneau sans ouvrir le sac.

Le col de la hernie est dur et étroit; il est enveloppé de tissu filamenteux qui est déchiré avec une sonde cannelée de façon à amincir le collet; puis le taxis est pratiqué sur le sac lui-même et l'intestin rentre en faisant entendre un bruit de gargouillement caractéristique.

Cette fois encore, les suites de l'opération furent aussi favorables que possible.

Dans un troisième cas, M. le Dr Bourgeois, appelé en consultation par M. le Dr Noël (de Bresles, Oise), auprès d'un homme d'environ 70 ans, habituellement maladif, constate une hernie inguinale droite de la grosseur d'un œuf de dinde, maintenue habituellement par un bandage.

Depuis vingt-quatre heures environ, le malade présente tous les symptômes de l'étranglement herniaire, irréductible, malgré les tentatives répétées de taxis pratiquées par M. le Dr Noël.

M. Bourgeois fait une nouvelle tentative pendant une demi-heure et n'arrivant pas à réduire il pratique l'opération. Il incise la peau jusqu'au-dessus de la tumeur, dissèque soigneusement les parties molles jusque sur les bords de l'anneau inguinal qu'il incise et arrive ainsi jusque sur le collet du sac. Après avoir déchiré avec la pointe du bistouri le tissu cellulaire dense et serré qui venait renforcer encore le collet du sac, M. Bourgeois sent le collet se dilater et alors il exerce une douce pression sur le sac herniaire et parvient facilement à réduire les anses intestinales herniées.

Le malade suivi par le Dr. Noël guérit sans présenter aucune complication.

Obs. X.— Recueillie par M. Landrieux, chef de clinique de la Faculté pendant son internat, dans le service de M. le Dr Alphonse Guérin.

Hernie crurale étranglée. Opération. Étranglement par le contour de l'anneau crural. Présence de deux sacs, contenant l'un l'épiploon, l'autre, le plus interne, l'intestin. *Réduction de l'intestin sans ouverture du 2e sac.* Guérison.

La malade qui fait le sujet de cette observation, la nommée Broquet (Rosalie), blanchisseuse, âgée de 42 ans, est d'un tempérament lymphatico-sanguin, d'une constitution moyenne, elle a toujours joui d'une bonne santé. Pas d'accidents scrofuleux, rien du côté des voies respiratoires. Réglée à l'âge de 19 ans, elle voit apparaître ses règles régulièrement et elles durent trois jours. Elle a eu six enfants; il lui en reste un.

Cette malade présente une hernie crurale du côté gauche depuis environ quinze ans; elle est de forme arrondie, ayant le volume d'une petite pomme dans ces derniers temps, car depuis l'époque de son apparition cette hernie a toujours été en augmentant de volume. La malade porte un bandage qu'elle quitte le soir en se mettant au lit.

Depuis dix ans, la malade est atteinte aussi d'une hernie crurale du côté droit, ayant un volume moindre de moitié.

Il y a trois mois environ que la hernie du côté gauche se trouve constamment sortie en partie, et, chaque matin, la malade appliquait son bandage sur la hernie qu'elle réduisait à moitié, disant qu'il restait toujours quelque chose de saillant sous la pelote de son bandage.

Les fonctions digestives étaient intactes; constipation habituelle, seulement la malade se plaint de coliques assez vives revenant très-souvent depuis environ trois mois.

Le mardi 14 juillet 1868, la malade, après un déjeuner assez copieux, éprouve sur le soir un malaise général, avec des borborygmes nombreux. Elle portait son bandage comme d'habitude, quoique la hernie fût en partie sortie; elle devint bientôt plus volumineuse, très-dure (comme une noix, suivant l'expression de la malade), excessivement douloureuse. Des coliques très-violentes se font ressentir dans le ventre, les vomissements commencent à dix heures du soir, d'abord ils sont alimentaires, puis bientôt ils sont composés de bile. La malade avait été à la selle le matin.

Le 15 juillet, au matin, elle appelle un médecin, qui, dit-elle, fait rentrer la hernie après beaucoup de difficultés, et non sans lui faire éprouver de très-vives douleurs ; puis il applique un bandage, mais presque aussitôt la hernie sort de nouveau. Toute la journée, toute la nuit les vomissements continuent, les coliques sont toujours extrêmement violentes; insomnie complète. Eau de seltz avec du sirop de groseille.

Le 16, un autre médecin appelé lui fait prendre un grand bain d'une heure, puis il fait appliquer de la glace sur la hernie pendant environ six heures. Les vomissements continuent, jaunâtres, de très-mauvais goût, mais sans odeur fécaloïde. Ce jour-là, il n'est pas fait d'efforts de taxis.

Vendredi 17 juillet. La nuit a été très-mauvaise, des efforts de taxis sont faits très-modérés, sans résultat. La malade arrive à l'hôpital sur les trois heures du soir, présentant tous les symptômes d'un étranglement herniaire qui date d'environ trois jours.

Quelques efforts de taxis très-modérés sont pratiqués par M. Lediderber, interne du service, qui, dit-il, furent suivis d'une réduction partielle et très-limitée de la tumeur : impossible de dire si la réduction a porté sur l'intestin ou sur l'épiploon ; toujours est-il qu'on n'a pas éprouvé la sensation spéciale de gargouillement.

Un cataplasme est appliqué sur la hernie et en présence de la persistance des vomissements et surtout du temps écoulé depuis l'apparition des premiers phénomènes, on envoie chercher M. Guérin qui arrive sur les sept heures et demie du soir.

Voici l'état dans lequel se trouve alors la malade. Le facies porte les empreintes de souffrances abdominales déjà assez avancées : le teint est pâle, décoloré, les traits sont tirés, le sillon génio-buccal est très-prononcé, le visage amaigri. Les paupières sont profondément excavées ayant une teinte bistrée, noirâtre, qui fait ressortir le brillant des globes oculaires. Le pouls est assez fréquent, 90 pulsations, plein, résistant. La température est assez au-dessous de la normale aux extrémités. Intelligence intacte.

La langue est rosée, humide ; les vomissements depuis son entrée à l'hôpital ont été fréquents, mais peu abondants ; ils sont composés de matières complètement liquides, jaunâtres, sans résidus solides, mais ayant une odeur légèrement fécaloïde, hoquets.

A la partie moyenne et tout à fait supérieure de la région crurale, c'est-à-dire très-rapprochée de l'arcade de Fallope, on constate la présence d'une tumeur arrondie, du volume d'une grosse noix, assez dure et résistante au toucher, excessivement douloureuse à la pression, et rappelant tout à fait la hernie marronnée des auteurs.

Quelques efforts de taxis n'amenant aucun résultat, M. Guérin pratique l'opération séance tenante.

Une incision un peu oblique de haut en bas, de dehors en dedans, d'environ 5 centimètres, est faite sur la partie moyenne de la tumeur. Les tissus sont incisés couche par couche, à l'aide de la sonde cannelée et l'on arrive bientôt sur une membrane lisse, blanchâtre, sans adhérence, d'une grande minceur par places, qui enveloppe toute la tumeur. M. Guérin suppose donc qu'il est sur le sac herniaire; le doigt introduit sur le pédicule permet de constater au niveau de l'anneau crural un étranglement assez considérable, siégeant sur tout le pourtour.

A l'aide d'un bistouri boutonné courbe, dit de Cooper, et d'un autre bistouri boutonné droit, à lame étroite, M. Guérin pratique des incisions multiples en haut, en dedans et en bas; néanmoins les parties contenues dans le sac ne se réduisent pas. Le sac, que nous avons dit être d'une grande minceur est alors incisé à sa partie antérieure, puis l'ouverture qui avait été faite très-petite est agrandie à l'aide d'un bistouri et de la sonde cannelée. Aucun liquide ne s'écoule.

On voit alors à nu une masse homogène, granuleuse, assez rosée, n'ayant pas une épaisseur très-considérable, et ne formant qu'une masse unique qui enveloppe complètement les parties situées à l'intérieur. L'apparence de ce tissu n'est pas tout à fait celle de l'épiploon; il a quelque analogie avec le tissu graisseux sous-peritonéal. Néanmoins M. Guérin pense que c'est là une portion de l'épiploon qui est altérée par son séjour en dehors de la cavité abdominale. La tumeur est toujours irréductible; le sac est rejeté sur les côtés et alors M. Guérin, à l'aide du doigt, dissèque, pour ainsi dire, la masse épiploïque, afin de constater si la tumeur est uniquement formée par de l'épiploon. On arrive facilement alors, grâce au peu d'épaisseur de l'enveloppe épiploïque, sur un deuxième sac, de couleur blanchâtre, nacrée, plus épais que le premier, excessivement tendu et du volume d'une noix. M. Guérin s'assure alors avec le doigt que la masse épiploïque ne provoque pas l'étranglement; éprouvant cependant encore quelques difficultés à contourner le pédicule du sac, il fait encore à ce niveau trois incisions petites à la partie supérieure et interne; incisions qui, par conséquent, portent à la fois sur l'épiploon et sur le premier sac; puis, à l'aide des doigts, il refoule l'intestin qui se réduit facilement.

Le deuxième sac herniaire, complètement vide, est laissé dans la plaie, ainsi que l'épiploon et le premier sac qui avai été incisé.

La plaie qui n'a pas une très-grande profondeur n'a donné naissance à aucun écoulement de sang; les deux bords sont réunis par une suture entortillée, en ayant soin de laisser à la partie inférieure une petite partie non réunie, pour l'écoulement des liquides.

Compresses d'eau-de-vie camphrée sur la plaie. Une bouteille d'eau de Sedlitz à 40 gr. est administrée de suite.

18 juillet. Ce matin, en approchant de la malade, on est frappé de sa physionomie qui est complètement changée; les traits ne sont plus grippés, les yeux ne sont plus excavés; en un mot, rien ne rappelle le facies abdominal qu'elle présentait hier soir, la malade n'a pourtant pas dormi de la nuit. Depuis l'opération il n'est survenu aucun vomissement; la malade a eu dans la nuit de 12 à 15 selles diarrhéïques très-abondantes.

Les règles se sont montrées ce matin; elles sont en avance de douze jours. Le ventre n'est nullement douloureux à la pression. On retire l'épingle la plus inférieure de la suture, ce qui donne issue à une petite quantité de sérosité sanguinolente.

On continue les compresses d'eau-de-vie camphrée. Bouillons, potages.

Le 19. L'état général est très-bon. On retire les deux dernières épingles de la suture; la plaie ne s'est pas réunie par première intention; elle suppure; les bords ont même de la tendance à se renverser.

Application de bandelettes de diachylon, au-dessus desquelles on applique des compresses d'eau-de-vie camphrée.

Le 21. La malade n'a pas été à la garde-robe depuis quatre jours. Elle dit que les applications d'eau-de-vie camphrée sont assez douloureuses, et lui font éprouver des sensations de brûlure assez intenses.

Les bandelettes de diachylon qui s'appliquent mal à cause des mouvements incessants de la malade qui tantôt est couchée, tantôt est sur son séant, sont remplacées par des bandelettes de toile imprégnées de collodion. Par dessus, on continue les compresses d'eau-de-vie camphrée. Huile de ricin 30 gr.

Le 24. La suppuration que fournit la plaie est assez abondante; le pus a bon aspect, mais tout autour de la plaie existe un rayon assez étendu au niveau duquel la peau est rouge, chaude, assez douloureuse; cet érythème se prolonge surtout du côté de l'épine iliaque en suivant l'arcade de Fallope.

L'eau-de-vie camphrée est étendue d'une plus grande proportion d'eau.

Le 27. Ouverture d'un petit abcès qui s'est montré en dehors de la plaie, correspondant à la partie moyenne de la région inguinale.

Cataplasme. On cesse momentanément l'eau-de-vie camphrée.

Le 28. Jusqu'à présent, quoique l'état général fût très-bon, la malade n'avait pas d'appétit, accusant quelques maux de tête, et le soir ayant un peu d'agitation fébrile, phénomènes qu'on peut mettre sur le compte de l'irritation produite aux environs de la plaie. Aujourd'hui elle demande une portion.

3 août. Le petit abcès s'est fermé rapidement; l'érythème périphérique est en voie de disparition ; les bords de la plaie se rapprochent par suite du bourgeonnement du fond de la plaie.

On cesse le cataplasme, et sur les bandelettes de diachylon on applique des compresses d'eau-de-vie camphrée très-étendue.

Le 5. Depuis trois ou quatre jours la malade est prise de fièvre se montrant surtout le soir (100 puls.) avec quelques sensations de froid. La malade se plaint de maux de tête, d'insomnie. Inappétence complète; elle mange avec peine la moitié de sa portion. Les selles sont quotidiennes; la malade n'éprouve aucune espèce de coliques. Cet état n'est pas en rapport avec l'état général qui est très-bon; la physionomie est très-bonne; on ne peut le mettre sur le compte de la plaie qui est bien, il est vrai, encore un peu tendue, douloureuse; les bords ayant encore de la tendance à se renverser. (La malade est assez indocile, et malgré la défense qui lui est faite, se lève dans la journée.) En outre, à la périphérie, on constate encore un peu d'érythème. Cet état doit être mis plutôt sur le compte du nervosisme. — Pansement simple.

Le 10. La malade est enfin aujourd'hui complètement bien; la plaie n'a plus qu'une largeur d'environ 2 centim. ; elle n'est plus le siége de phénomènes de phlogose.

Le 20. La plaie a tout au plus 1 centim. carré d'étendue; on est même obligé d'en réprimer les quelques bourgeons avec le crayon de nitrate d'argent.

Le 28. La malade part en convalescence au Vésinet. La plaie est complètement fermée; au-dessous d'elle on constate une tuméfaction peu étendue, mais assez mal circonscrite, qui doit être évidemment l'épiploon et le sac qui sont restés dans la plaie. L'état général est très-bon. Les fonctions du tube digestif s'accomplissent normalement.

Réflexions. — Cette observation est curieuse à plus d'un titre, dit M. Landrieux, mais surtout à cause des particularités qui se sont offertes pendant l'opération. A-t-on eu affaire réellement à deux sacs disposés concentriquement, contenant l'externe l'épiploon, l'interne l'intestin? Ce fut l'opinion de M. Guérin : nous allons dire en quelques mots les raisons qui militent en faveur de cette opinion et celles qui lui sont contraires. Etait-ce un ancien sac herniaire transformé et ne contenant plus actuellement que de la graisse, ancien sac dans l'intérieur duquel par suite de la non-oblitération de son orifice est venu se faire jour une nouvelle hernie? Ce fait peut parfaitement être discuté, néanmoins on est obligé dans ce cas d'admettre une locomotion du péritoine pariétal qui sera venue se placer juste vis-à-vis l'anneau crural. — Une opinion vers laquelle nous avons de la tendance à nous ranger, est la suivante : le premier sac était dû au *septum crural* contenant dans son enveloppe le tissu cellulaire sous-péritonéal refoulé, tandis que le deuxième sac était seul constitué par le péritoine lui-même renfermant l'intestin. Nous allons dire en quelques lignes les motifs pour lesquels nous admettons cette opinion. Normalement, l'orifice de l'anneau crural est fermé par une membrane fibreuse assez mince, mais pourtant résistante, dépendance du fascia transversalis fibreux, qui, à ce niveau a reçu le nom spécial de *septum crural* : le plus souvent, disent les auteurs classiques, cette membrane se laisse déchirer lors de la formation des hernies de sorte qu'on n'a pas lieu de s'en occuper quand on pratique le débridement. Le péritoine lui-même est doublé d'une graisse plus ou moins abondante, suivant les sujets, graisse qui porte à ce niveau le nom de fascia transversalis celluleux. — Avec ces données, il est facile de tout expliquer suivant nous : le premier sac était d'une grande minceur, transparent, mais complet néanmoins : pourquoi ne pas voir là le *septum crurale* refoulé peu à peu par le sac herniaire, d'où sa minceur, son apparence, etc...? Ouvert, ce premier sac ne donne écoulement à aucun liquide, fait de la plus haute importance, car, dans l'immense majorité des cas et surtout dans un étranglement datant de trois jours, on voit presque toujours s'écouler de la sérosité, à la suite de l'ouverture du sac herniaire. Par quoi était donc constitué le tissu contenu dans ce premier sac? Par le tissu cellulaire sous-péritonéal qui chez cette malade était asssz prononcé ; en effet, ce tissu ne rappelait pas complétement l'épiploon ; il était moins uniforme, plus rougeâtre. Ce tissu avait donc été refoulé par le sac herniaire ainsi que le *septum crurale*, et tous deux formaient ainsi, suivant nous, une double enveloppe à la hernie.

OBS. XI. — Recueillie par M. Landrieux, dans le service de M. le Dr Alphonse Guérin.

Hernie crurale étranglée. Opération. Réduction sans ouverture du sac. Guérison.

Cette malade, la nommée Gallié (Thérèse), âgée de 47 ans, ménagère, d'un tempérament lymphatico-sanguin, d'une constitution moyenne n'a pas eu d'accidents scrofuleux dans son enfance. Pas de rhumatisme. Rien du côté des voies respiratoires. Fonctions digestives intactes. Nourriture insuffisante.

Réglée à 13 ans; les règles viennent encore régulièrement, durent trois à quatre jours. A eu quatre enfants.

Il y a sept à huit ans, elle s'est aperçue pour la première fois de la présence d'une hernie à la région crurale du côté droit, hernie qui s'est montrée sans cause occasionnelle appréciable. Depuis cette époque, la hernie a toujours conservé le volume d'une petite noix. La malade porte un bandage depuis la même époque; mais elle le retirait la nuit. Cette hernie ne l'exposait à aucun accident.

Depuis trois semaines, la malade exerce le métierde matelas sière, fa- sant des efforts assez violents, de sorte, dit-elle, que la hernie augmenta pas mal de volume; néanmoins, elle rentrait très-facilement et se maintenait réduite grâce au bandage.

Jeudi 30 juillet 1868, sur les midi, la malade commence à éprouver des accidents. Le matin, elle avait appliqué son bandage, après avoir réduit sa hernie comme d'habitude, lorsqu'en marchant (le bandage était trop lâche), elle s'aperçut que la hernie passait sous le bandage. Au reste, pas d'efforts, pas de traumatisme dans la journée. La malade fut forcée de s'aliter, éprouvant des coliques excessivement violentes : les vomissements se montrèrent de nature alimentaire vers les quatre heures du soir, et dans la soirée apparurent les vomissements bilieux.

Un premier médecin, appelé vers les 6 heures, fait un taxis modéré, mais sans résultat.

Un deuxième médecin vient sur les neuf heures, fait appliquer une vessie remplie de glace sur la tumeur. La veille, la malade avait eu deux à trois selles liquides ; quant au jour même, 30 juillet, elle ne se rappelle pas si elle a eu une garde-robe.

Toute la nuit, la malade pousse des cris incessants, a des vomissements bilieux, des coliques violentes.

Elle est amenée à l'hôpital Saint-Louis, dans le service de M. Guérin, à dix heures du matin le 31 juillet.

Voici l'état dans lequel elle se trouve :

A la région crurale du côté droit, tout à fait à la partie supérieure, existe une tumeur limitée du volume d'un petit œuf de poule; hernie dure, marronnée, excessivement douloureuse à une simple pression. La peau à son niveau ne présente nulle altération. Le ventre est un peu ballonné, douloureux. La malade a des vomissements bilieux, sans odeur fécaloïde. Le facies est assez bon, les yeux pourtant un peu cernés; le nez pincé; la calorification est normale, le pouls assez bon (90 puls. régulières).

La forme de la hernie, la nature des accidents qui se sont succédé avec rapidité, tels que la répétition des vomissements, l'absence de garde-robe, le ballonnement du ventre, le résultat négatif du taxis et de la glace employée comme topique, font présumer un étranglement herniaire, aussi M. Guérin n'hésitera-t-il pas à opérer la malade si le taxis reste infructueux.

La malade est chloroformée (dix heures du matin). M. Guérin pratique alors des efforts très-modérés de taxis; ceux-ci restant sans résultats, l'opération est faite immédiatement. Une incision de 4 centim., à peu près verticale, correspondant à la partie moyenne de la région inguino-crurale est pratiquée juste au niveau de la partie la plus saillante de la tumeur ; la dissection est faite avec lenteur, et l'on arrive bientôt, vu le peu d'épaisseur du tissu cellulaire sous-cutané sur le sac herniaire qui est très-rapproché de la surface cutanée. Le sac est mis à nu dans toute son étendue; il est dur, tendu, sans adhérence aucune avec les parties ambiantes. Le doigt porté sur le pédicule fait constater qu'une constriction énergique s'opère au niveau de l'anneau crural; à l'aide du doigt indicateur qui sert de conducteur à un bistouri concave boutonné, M. Guérin pratique des débridements peu étendus, mais multiples, principalement à la partie supérieure et interne de l'anneau crural. Puis, à l'aide des doigts de la main droite, une pression légére est faite sur le sac herniaire, et l'intestin se réduit alors trés-facilement. Le sac herniaire est laissé à l'extérieur, complètement vide. La plaie est peu étendue, peu profonde. Deux épingles sont placées à la partie supérieure de la plaie et réunies par une suture entortillée.

Compresses d'eau-de-vie camphrée. Une bouteille d'eau de Sedlitz est administrée immédiatement.

2 heures du soir. La malade a vomi encore deux ou trois fois de la bile, mais en petite quantité, de sorte que l'on peut croire que la bouteille d'eau de Sedlitz n'a pas été absorbée en totalité.

5 heures du soir. Pas de garde-robe; mais la malade se plaint de coliques très-violentes. Un quart de lavement avec une cuillerée d'huile de ricin.

6 heures du soir. Les coliques intestinales continuant, un large cataplasme est appliqué sur l'abdomen. La malade a 80 pulsations, pleines, régulières ; la peau est un peu chaude, le facies un peu grippé, les yeux fortement cernés.

8 heures du soir. Lavement purgatif avec miel de mercuriale, 30 gr. sulfate de soude, 15 gr.

10 heures et demie du soir. Pas de garde-robe. L'état général est bon, le pouls très-régulier. On administre deux verres d'eau de Sedlitz, mais par petites quantités pour éviter les vomissements.

1er août. La malade a eu sur les deux heures du matin deux selles dont la première abondante, diarrhéique. Ce matin, on trouve la malade dans l'état suivant : Le facies est assez bon, les yeux pourtant encore un peu cernés, la langue normale, calorification normale, 70 pulsations régulières. Le ventre est un peu ballonné, météorisé, douloureux à une simple pression, il y a certainement un léger degré de péritonite. On retire une des épingles. Cataplasme sur le ventre. Frictions sur l'abdomen avec 60 gr. d'onguent mercuriel. Julep 45 gr. sirop diacode.

A la visite du soir, 70 pulsations régulières, facies un peu coloré, les yeux sont moins cernés. La langue est bonne, légèrement blanchâtre. 2 selles dans la journée diarrhéiques. Le ventre est encore un peu ballonné, mais bien moins douloureux. La malade a pris un peu de bouillon dans la journée.

2 août. Ce matin, on observe un grand changement dans la physionomie qui est redevenue presque normale. Apyrexie complète. Le ventre n'est plus ballonné, ni douloureux à la pression. Inappétence, la malade mange avec peine du bouillon et des potages. On continue le julep diacode.

Le 3. La plaie est assez douloureuse, les bords sont un peu rouges, tendus, on retire la dernière épingle.

Le 4. La malade se plaint de douleurs très-vives, provoquées au niveau de la plaie, par l'application de l'alcool camphré qui est pourtant étendu à peu près au trois quarts d'eau.

Le 5. La malade n'a pas été à la garde-robe depuis quatre jours. L'état général est satisfaisant. Le pouls oscille constamment entre 80 et 90 pulsations, la peau est modérément chaude, le facies un peu coloré. La langue est blanche, inappétence complète, léger ballonnement du ventre qui cependant n'est pas douloureux.

La plaie qui semblait devoir se réunir par première intention est douloureuse, rend du pus en grande quantité par la partie inférieure. Cataplasmes sur la plaie. On supprime l'alcool camphré. Une bouteille d'eau de Sedlitz.

Le 6. Apparition de muguet assez confluent sur la langue et la voûte palatine. La malade a eu dans la nuit 12 à 15 selles liquides. Ce matin, elle parait assez fatiguée, le ventre est indolore, la diarrhée est arrêtée. On continue les cataplasmes sur le ventre et sur la plaie. Collutoire, borax et acide chlorhydrique.

Le 7. La langue est encore dépouillée de son épithélium, luisante, mais le muguet a complètement disparu. L'état général est très-satisfaisant.

Le 8. Un petit abcès se forme en dehors de la plaie qui ne s'est pas encore beaucoup rétrécie en surface, mais dont la profondeur est moindre, grâce au développement de bourgeons charnus qui ne permettent plus de voir le sac herniaire resté dans la plaie. Léger mouvement fébrile.

Le 9. Incision et drainage de l'abcès qui a le volume d'une noix, le pus qui sort de l'incision est de bonne nature.

Le 12. La malade a été très-soulagée par l'ouverture de cet abcès ; le mouvement fébrile qui avait été provoqué par l'apparition de celui-ci a complètement disparu. Le tube à drainage est enlevé, pansement simple. La langue est encore un peu rouge, néanmoins l'épithélium se reforme partout. Les selles sont quotidiennes, naturelles. La malade demande une portion.

Le 20. L'état général est très-bon, la plaie est devenue assez étroite; la suppuration se tarit.

Le 25. L'appétit est toujours assez modéré. La malade n'éprouve plus aucun accident du côté du ventre. Cautérisation avec le nitrate d'argent des bourgeons charnus de la plaie. Diachylon. La malade se lève un peu dans la journée.

5 septembre. Elle quitte l'hôpital complétement guérie. L'état général est très bon; la cicatrice est assez enfoncée, au-dessous d'elle on note une certaine induration, mais les limites n'en sont pas tranchées, et vont en s'effaçant insensiblement.

CHAPITRE VIII.

DU PROCÉDÉ OPÉRATOIRE.

Le procédé opératoire indiqué par Astley Cooper dans sa 241e observation, qui consiste à aller droit sur le collet du sac à travers l'aponévrose abdominale, pourrait exposer à des accidents et agrandirait sans nécessité d'une manière inconsidérée, l'ouverture des parois de l'abdomen.

Je crois qu'il vaut mieux pratiquer le premier temps de l'opération comme on a l'habitude de le faire dans le procédé ordinaire; inciser successivement sur la sonde cannelée les différentes couches qui forment l'enveloppe de la hernie, en ayant seulement le soin de commencer un peu plus haut, afin de mieux découvrir le collet du sac, et puis s'arrêter quand on est arrivé à l'anneau fibreux.

Ce n'est qu'à ce moment que le procédé pour opérer sans ouvrir le sac présente quelques différences avec l'opération ordinaire. Les difficultés que l'on éprouve pour reconnaître si l'on est arrivé sur le sac, qui sont quelquefois réelles, à cause des faux-sacs que l'on peut rencontrer, sont du reste les mêmes dans les deux opérations.

Dans les hernies récentes, le sac ne présente pas le même aspect que dans les hernies anciennes.

Quelquefois, le péritoine s'est aminci en se déplaçant comme on le voit, dans les hernies ombilicales chez les adultes ; il reste alors transparent, d'une ténuité comparable à celle de l'arachnoïde. Plus souvent, il s'est épaissi par un véritable accroissement de nutrition, qui donne à ses lames extérieures la consistance entièrement fibreuse et l'aspect blanchâtre des aponévroses. C'est, en général, l'apparition de ce tissu aponévrotique qui fait reconnaître la poche qui renferme la hernie. Son fond est arrondi et rénitent, et par la palpation on sent fréquemment la fluctuation produite par la sérosité que contient le sac dans plus de la moitié des cas.

On promène facilement le doigt en avant et en arrière de lui dans tout son pourtour, tandis que les faux-sacs sont généralement latéraux. Enfin, son collet, au lieu de se continuer comme les couches qui le recouvrent avec le bord de l'anneau, se rétrécit, s'amasse en cordon et s'engage au-dessous des ligaments dans l'anneau fibreux. En contournant ce pédicule, on rencontre ordinairement un point de sa circonférence qui est moins serré que le reste par cet anneau, C'est ce point que l'on choisit pour introduire dans l'anneau la lame du bistouri, glissée soit sur une sonde cannelée, soit sur le doigt, pour opérer le débridement d'après les règles ordinaires,

Le débridement effectué, le chirurgien doit immédiatement porter son attention sur ce qui se passe du côté du collet. Quelquefois il arrive que son diamètre augmente et qu'il paraît prendre une légère ampliation; c'est un signe très-heureux qui permet de tenter immédiatement la réduction. On s'assure du reste avec le doigt de son diamètre, et on juge jusqu'à un certain point de son épaisseur. Si elle ne semble pas considérable, on peut arriver, en prolongeant le taxis pendant un certain temps, à surmonter la résistance ; toutefois, ce taxis doit toujours être très-modéré, pratiqué avec la main droite sur l'extérieur du sac, pendant qu'un doigt de la main gauche est appliqué sur le collet afin d'éviter la rentrée en masse.

Si au contraire, le doigt porté sur le collet du sac donne la sensation d'une certaine fermeté de tissu, il vaut mieux chercher à l'amincir avant de tenter le taxis. Pour cela, il convient d'abord de faire une traction sur toute la masse de la tumeur, afin d'amener le pédicule; et si on aperçoit des fibres entrecroisées, isolées les unes des autres, qui traversent la partie antérieure du collet, on tâche, autant que possible, de les soulever avec la sonde cannelée, sans se servir du bistouri, et de les déchirer en éloignant la sonde cannelée du collet du sac.

Mais si le tissu est plus serré, c'est souvent là qu'on échoue ; et, comme l'union du sac au collet est moins épaissi que le collet lui-même, il peut se produire par les efforts que l'on fait avec le bout de la sonde une petite ouverture par laquelle s'échappe la sérosité contenue dans le sac.

Cela est arrivé plusieurs fois à mon père, notamment dans deux opérations qu'il pratiquait, l'une avec le Dr Noël (de Noyers), et l'autre tout récemment avec M. Duhamel, médecin à Villembray (Oise). Dans la première de ces opérations, quoique le sac ait été ouvert à son collet, il n'en a pas moins tenté le taxis à travers son épaisseur sans l'ouvrir plus largement, et il a réussi à réduire. Le malade a guéri.

Dans la deuxième, il a introduit dans l'intérieur du sac par l'ouverture une sonde cannelée sur laquelle il l'incisa jusqu'à son fond. Mais il est arrivé là une circonstance sur laquelle il est nécessaire d'attirer l'attention, parcequ'elle peut se reproduire: c'est que le sac une fois largement ouvert, mon père a eu une certaine difficulté à retrouver l'anneau formé par le collet autour de l'intestin, et cette difficulté provenait surtout de ce qu'il y avait en avant de cet anneau une large ouverture résultant du débridement du sac, tandis que l'intestin était fortement appliqué sur sa surface interne. Si l'on n'y avait pris garde, on aurait pu croire que l'étranglement avait été suffisamment levé, et on aurait réduit l'intestin qui aurait continué à être étranglé par cet anneau après sa réduction.

Cette malade, qui réside à la Chapelle-aux-Pots (Oise), a guéri malgré la présence de deux petites plaies vives du péritoine intestinal, situées en arrière et en dedans, au niveau de l'étranglement, superposées et éloignées l'une de l'autre d'un demi-centimètre, dont les bords étaient entrebaillés par un petit caillot de sang noir. Ces petites fentes ont été probablement produites par l'arête saillante du ligament de Gembernat, pendant le taxis qui cependant avait été très-modéré et n'ont pas empêché la guérison après la suppuration du sac restée dans la plaie.

Quand on a été obligé d'ouvrir la poche herniaire l'opération ne diffère plus du procédé ordinaire; seulement, je tiens à ajouter une précaution que mon père ne manque jamais de prendre avant de faire rentrer l'intestin à nu dans le ventre, c'est d'attendre que tout suintement de sang ait cessé, et d'enlever avec beaucoup de soin, comme on le fait dans l'opération de l'ovariotomie, toutes les parcelles organiques qui se trouvent à la surface de l'anse intestinale; et en outre, de faire clore immédiatement par la main d'un aide l'ouverture de communication avec l'abdomen à mesure que l'anse intestinale rentre, de manière à éviter le contact de l'air.

CHAPITRE IX.

Les suites de l'opération sans ouverture du sac sont presque toujours très-simples; soit qu'on obtienne la réunion par première intention, soit que cette réunion échoue.

Nous avons vu notamment chez le militaire de l'observation IV un erysipèle se former autour de la plaie, et chez les malades des observations II et XI une péritonite légère se déclarer sans qu'on conçoive la moindre inquiétude sur les suites de ces complications.

Il en est de même lorsque le fond de la plaie suppure; toutefois il peut arriver dans ce cas, comme dans l'opération ordinaire, qu'une perforation intestinale survienne.

Elle a eu lieu le troisième jour chez le malade de l'observation III, quand deux jours et demi de bien-être pouvaient faire espérer un meilleur résultat.

Les faits n'étant pas encore assez nombreux, je ne crois pas le moment venu pour établir une statistique qui ne peut pas être faite avec des documents épars, plus ou moins incomplets.

Je vais cependant citer quelques chiffres consignés dans les publications que j'ai pu consulter et qui provisoirement peuvent donner un aperçu des résultats que l'on peut espérer.

Chauvet (thèse de Berne 1872), réunissant les cas de Callender, Luke, Key, Dontrelepont et de mon père, est arrivé à former ainsi un total de 150 opérations de kélotomie sans ouverture du sac qui ont donné 25 morts seulement — 1 cas de mort sur 6.

Collis cité par Ledentu estime à 14 pour cent environ les cas d'insuccès à la suite de l'opération de Petit, tandis que les opérations avec ouverture du sac recueillies par différents auteurs, et notamment par Chauvet, Collis et Gosselin, donnent un résultat beaucoup moins avantageux qui varie entre un tiers et deux tiers.

Ainsi 25 malades, opérés avant 50 heures par la kélotomie ordinaire, ont donné 17 guérisons et 8 morts, soit un tiers de morts au lieu de un sixième ou un septième que fournit l'opération de Petit.

Mais, à mon avis, il faut faire ses réserves sur la valeur de ces chiffres. Il est possible qu'ils représentent à peu près les résultats obtenus par la kélotomie sans ouverture du sac, mais ces résultats seront certainement dépassés lorsqu'on aura bien fixé les indications des cas simples où cette opération est indiquée et lorsqu'on s'y maintiendra.

D'ailleurs, pour qu'une statistique soit bonne, il faut que les cas soient comparables; soit, par exemple, les cas, où après avoir tenté inutilement la réduction, on est obligé d'ouvrir le sac, mis en regard de ceux où l'on a pu réduire par le taxis immédiat; mais ces derniers ne peuvent plus être comparés à ceux où de prime abord, on avait jugé nécessaire de procéder par la méthode ordinaire.

Une statistique au moins aussi intéressante serait la comparaison des cas où l'on parvient à réduire après le débridement de l'anneau suivant l'espèce de hernie. Mon père a réussi plus fréquemment dans les hernies crurales que dans les hernies inguinales. Il croit que les faits ultérieurs l'établiront définitivement, mais il faut plus de faits qu'il n'en a eus pour conclure.

Les succès varieront du reste suivant l'opérateur, et en quelque sorte suivant ses convictions préalables; car ils dépendent souvent de la persévérance que l'on met au taxis immédiat et aussi du soin que l'on prend à amincir le collet du sac et à le débarrasser des fibres qui le resserrent: car c'est là le point capital de l'opération.

Comme les faits que je viens de présenter contribueront, je l'espère, à remettre en honneur dans notre pays un procédé qui lui appartient, je ne doute pas que de nouveaux chiffres ne ressortent bientôt de nouvelles observations, et que ces chiffres fassent encore mieux ressortir les avantages de l'opération de J. L. Petit, à la suite de laquelle la mort doit être l'exception.

Paris. A. Parent, imprimeur de la Faculté de Médecine, rue Mr-le-Prince, 31.

www.ingramcontent.com/pod-product-compliance
Ingram Content Group UK Ltd.
Pitfield, Milton Keynes, MK11 3LW, UK
UKHW031948260826
14628UKWH00004B/1924

9 782019 666583